Monthly Book

Medical Rehabilitation

編集企画にあたって………

　日本は諸外国に類をみないスピードで高齢化が進んでおり，それに伴い加齢性疾患が増加してきている．特に，変形性関節症や慢性腰痛症などの慢性疼痛性疾患は治療費の増大をもたらし，さらにその慢性化により失職，退学などの社会的損失もはかりしれない．これらの状況に対して，2013 年より厚生労働行政推進調査事業費補助金(慢性の痛み政策研究事業)による「慢性の痛み診療の基盤となる情報の集約とより高度な診療のための医療システム構築に関する研究班」(牛田享宏研究班)が立ち上がり，様々な施策が行われ，その成果もみられてきている．さらに，継続して「慢性疼痛診療システムの均てん化と痛みセンター診療データベースの活用による医療向上を目指す研究班」(矢吹省司研究班)が 2019 年より，開始されている．

　上記，牛田研究班での大きな成果として，2018 年に慢性疼痛治療ガイドラインが発刊され，慢性疼痛に対する各治療法のエビデンスが明確になった．中でも変形性膝関節症と慢性腰痛症に対してのリハビリテーション診療(一般的運動療法)は「効果の推定値に強く確信」があり，「することを強く推奨」されている．同様に認知行動療法(cognitive behavioral therapy；CBT)などの心理療法，さらにリハビリテーションに CBT，患者教育を導入することが強く推奨されている．

　近年は慢性疼痛に対する医療経済的な研究も進められている．2016 年に慢性腰痛に対する治療技術の費用対効果を日本および欧米での各種治療法間で比較した研究を Takura らは報告しており，治療介入のうち，教育・運動療法や認知行動療法は一般診療(薬物療法含)に比べて費用対効果が良好であると述べている．

　薬剤抵抗性の慢性疼痛患者にリハビリテーションの継続，痛みへのとらわれからの解放，生きがい創出などを推進する「いきいきリハビリノート」を用いた認知行動療法に基づく運動促進法も 2014 年に開発され，現在，普及されてきている．

　本企画では，現在の日本における慢性疼痛に関する国の施策，医療経済的問題点，評価方法，リハビリテーションおよび心理療法を中心とした治療法，さらには集学的治療のトピックスに関して，リハビリテーション診療を中心にまとめ，その理解を深めることを目的とした．読者の慢性疼痛に対する診療がより，充実することを切に願うものである．

2019 年 10 月
木村慎二

Key Words Index

Writers File

ライターズファイル（50音順）

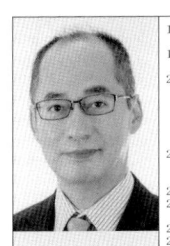

今村寿宏
（いまむら としひろ）

1994 年	大分医科大学（現：大分大学）医学部卒業
1995 年	九州大学整形外科学教室入局
2001 年	同大学大学院医学系学府機能制御医学専攻卒業 産業医科大学医学部分子生物学教室訪問研究員修了
2002 年	Washington University in St. Louis, (USA), research assistant
2004 年	同, Staff scientist
2009 年	九州労災病院整形外科, 副部長
2010 年	同第二脊椎外科, 部長
2015 年	同勤労者骨・関節疾患治療研究センター, 副センター長（兼任）
2016 年	同, センター長（兼任）
2018 年	同脊椎外科, 部長（兼任）

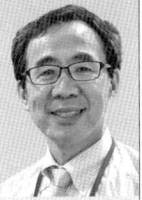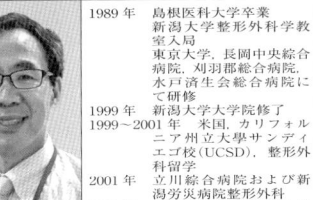

木村慎二
（きむら しんじ）

1989 年	島根医科大学卒業 新潟大学整形外科学教室入局 東京大学, 長岡中央綜合病院, 刈羽郡総合病院, 水戸済生会総合病院にて研修
1999 年	新潟大学大学院修了
1999〜2001 年	米国, カリフォルニア州立大學サンディエゴ校（UCSD）, 整形外科留学
2001 年	立川綜合病院および新潟労災病院整形外科
2003 年	新潟大学医歯学総合病院理学療法部, 副部長・助手
2014 年	同病院総合リハビリテーションセンター, 副部長・病院教授

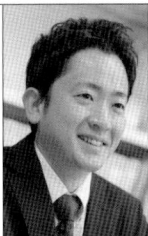

濱上陽平
（はまうえ ようへい）

2009 年	長崎大学医学部保健学科理学療法学専攻卒業
2011 年	同大学大学院医歯薬学総合研究科保健学専攻修士課程修了 十善会病院リハビリテーション科
2015 年	長崎大学大学院医歯薬学総合研究科医療科学専攻博士課程修了
2017 年	新潟医療福祉大学医療技術学部理学療法学科, 助教

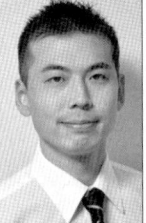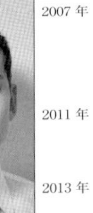

牛田享宏
（うしだ たかひろ）

1991 年	高知医科大学医学部医学科卒業
1995 年	高知医科大学医学研究科修了
1995〜96 年	Univ. of Texas Medical Branch, Dept of Neuroscience and Anatomy 留学（客員研究員）
2007 年〜	愛知医科大学病院痛みセンター, 部長・同大学医学部学際的痛みセンター, 教授
2010 年〜	同大学医学部学際的痛みセンター, センター長
2012 年〜	同大学運動療育センター, センター長（兼任）
2015 年 4 月〜2019 年 3 月	厚生労働省科学研究費慢性の痛み政策研究事業研究班, 班長
2019 年〜	愛知医科大学病院脊椎脊髄センター（兼任）

下 和弘
（しも かずひろ）

2007 年	神戸大学医学部保健学科卒業 名古屋学院大学人間健康学部リハビリテーション学科, 助手 愛知医科大学学際的痛みセンター（非常勤）
2011 年	名古屋大学大学院医学系研究科リハビリテーション療法学専攻博士前期課程修了 一宮市立市民病院
2013 年	愛知医科大学運動療育センター・学際的痛みセンター
2019 年	神戸学院大学総合リハビリテーション学部理学療法学科, 助教

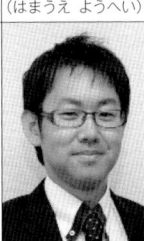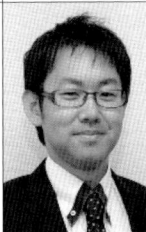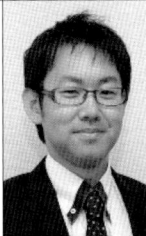

本谷 亮
（もとや りょう）

2006 年	北海道医療大学心理科学部臨床心理学科卒業
2008 年	同大学大学院心理科学研究科臨床心理学専攻修士課程修了
2009 年	日本学術振興会特別研究員（DC2）
2010 年	福島県立医科大学医療人育成・支援センター／医学部神経精神医学講座, 助手
2011 年	北海道医療大学大学院心理科学研究科臨床心理学専攻博士課程修了 福島県立医科大学医療人育成・支援センター／医学部神経精神医学講座, 助教
2016 年	北海道医療大学心理科学部, 講師
2017 年	同, 准教授

内山 徹
（うちやま とおる）

1991 年	新潟大学医学部卒業 同大学整形外科入局
1999 年	同大学大学院医学研究科修了 Beth Israel Deaconess Medical Center, Orthopedic Biomechanics Lab., Boston, USA 留学
2002 年	立川綜合病院整形外科
2004 年	新潟県立がんセンター新潟病院整形外科, 部長
2009 年	内山整形外科医院

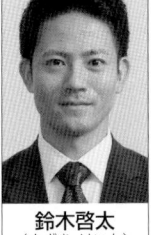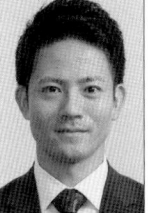

鈴木啓太
（すずき けいた）

2013 年	川崎医療福祉大学医療技術学部リハビリテーション学科理学療法専攻卒業
2015 年	同大学大学院医療技術学研究科リハビリテーション学専攻修士課程修了 同大学医療技術学部リハビリテーション学科, 助教
2018 年	金沢大学大学院先進予防医学研究科先進予防医学共同専攻博士課程入学 介護老人保健施設 有縁の荘

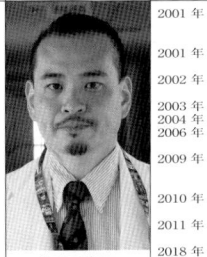

栁澤義和
（やなぎさわ よしかず）

2001 年	福岡大学卒業 九州大学整形外科学教室入局
2001 年	総合せき損センター整形外科研修医
2002 年	九州大学医学部附属病院整形外科研修医 福岡通信病院整形外科
2003 年	古賀病院 21 整形外科
2004 年	九州大学大学院医学系学府機能制御医学専攻入学
2006 年	自然科学研究機構生理学研究所, 特別共同利用研究員
2009 年	吉塚林病院リハビリテーション科
2010 年	広島赤十字・原爆病院整形外科
2011 年	
2018 年	福岡みらい病院, 脊椎精髄病センター長

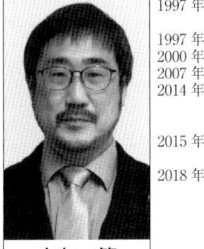

大友 篤
（おおとも あつし）

1997 年	岩手リハビリテーション学院卒業
1997 年	泉整形外科病院
2000 年	自衛隊仙台病院
2007 年	仙台ペインクリニック
2014 年	仙台青葉学院短期大学リハビリテーション学科理学療法学専攻, 講師
2015 年	東北大学大学院博士課程修了 博士（医学）
2018 年	仙台青葉学院短期大学リハビリテーション学科理学療法学専攻, 准教授

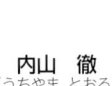

髙橋直人
（たかはし なおと）

1997 年	福島県立医科大学医学部医学科卒業 同大学整形外科学講座入局
2001〜02 年	兵庫医科大学第 2 解剖学教室（現：神経科学部門）国内留学 兵庫医科大学大学院編入
2003 年	福島県立医科大学大学院（外科学専攻）卒業
2003〜04 年	University of California San Diego 麻酔科末梢神経教室留学
2015 年	公立大学法人福島県立医科大学医学部疼痛医学講座, 准教授 公立財団法人星総合病院整形外科, 部長・慢性疼痛センター, 副センター長

Contents

運動器慢性疼痛マネージメントにおける
リハビリテーション診療の意義と重要性

編集／新潟大学医歯学総合病院 病院教授 木村慎二

Monthly Book

MEDICAL REHABILITATION No. 242/2019. 11 **目次**

編集主幹／宮野佐年　水間正澄

Monthly Book Medical Rehabilitation 増刊号 No.163

もう悩まない！
100症例 から学ぶ
リハビリテーション評価の コツ

大 好 評 発 売 中

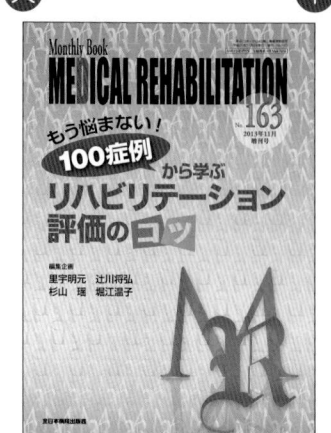

MB Med Reha No. 163
2013 年 11 月号
B5 判 454 頁
定価：（本体価格 4,900 円＋税）

編集企画／里宇明元・辻川将弘・杉山　瑶・堀江温子

リハ臨床において重要な位置を占める評価．
膨大な評価項目の中からどの評価を，どの時点で，どのように活用するのか，少ない診療時間の中で，優先度をどこに置き，どのように予後予測やリハ処方に結び付けていくのか，悩むところではないでしょうか．
本書では，実際の診療の流れに沿って，症例ごとに優先度がどこにあるのかが押さえられます．評価の流れをマスターしたい初学者のみならず，セラピスト，連携する他科の先生方などにも是非とも読んで頂きたい1冊です！

Contents

診療前にサッと予習！
外せない評価項目とポイントがパッとわかる！

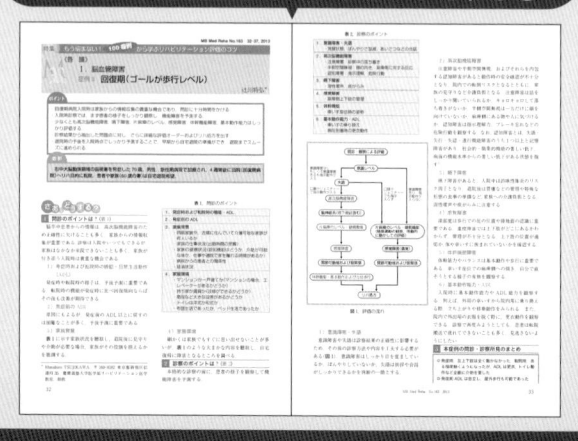

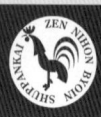

（株）全日本病院出版会

〒 113-0033　東京都文京区本郷 3-16-4
TEL：03-5689-5989　FAX：03-5689-8030

おもとめはお近くの書店または弊社ホームページ（www.zenniti.com）まで！

MB Med Reha **No.242**：**1-8**, 2019

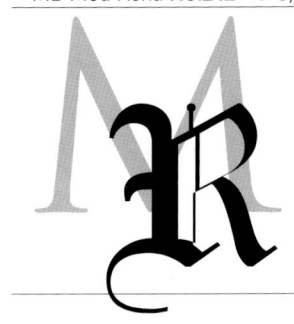

特集／運動器慢性疼痛マネージメントにおける
リハビリテーション診療の意義と重要性

本邦における慢性疼痛に対する集学的治療の構築に向けて

牛田享宏*

Abstract 慢性疼痛は非常に多く，特に運動器領域に限っても総人口の 15％以上が中等度以上の長引く痛みに苛まされている．これらは従来の医療では改善しないため，ドクターショッピングなどの要因になっている．2009 年から厚生労働省では研究班を作り，①慢性疼痛の実情を把握するための "研究事業"，② 慢性疼痛の "教育・普及・啓発"，③ "情報提供・相談体制の整備"，④ 患者のための "医療体制の整備" を進めている．こうした取り組みにより慢性疼痛という言葉も広く普及し，集学的に痛み診療を行う施設も整備されてきつつある．集学的痛みセンターでは疼痛が長引く要因には生物的な要因に加えて心理社会的な要因があるという観点から，病態を多角的に分析し，様々な職種の医療者が治療に取り組んでいる．これにより難治例でも良好な改善が得られるケースがあることが明らかにされてきている．現在，痛みセンターを医療システムとして実装していくために地域連携ネットワークのモデル構築を進めてきている．今後，痛みセンターが社会資源として普及するためには，保険診療適用や専門医療者の教育や育成面も含めた対策が必要である．

Key words 慢性疼痛(chronic pain)，集学的痛みセンター(multidisciplinary pain center)，生物心理社会モデル(bio-psycho-social model)

はじめに：慢性疼痛とは

痛みは，体の異常を知らせる警告反応として重要な役割を果たしている一方で，不快な症状として日常生活に支障を生み，生活の質を落とす要因となっている．とりわけ痛みが長く続く病態＝慢性疼痛になることは非常に辛く苦しいことであるが，国際疼痛学会(International Association for the Study of Pain；IASP)はこれを「治療に要すると期待される時間の枠を超えて持続する痛み，あるいは進行性の非がん性疼痛に基づく痛み」と定義している．これまでの疫学研究では中等度以上の痛み(Numerical Rating Scale；NRS が 5 以上，Visual Analogue Scale；VAS が 50 以上)が 3 か月あるいは 6 か月以上続いたものを慢性疼痛とみな

して調査していることが多い．本邦におけるこれまでの調査では，概ね総人口の 15〜20％が慢性疼痛を有していることが報告されている．慢性疼痛が生じている場所について行った調査では腰，肩などが圧倒的に多く，膝，頭などがそれに次いでいることがわかっている(**図1**)．また，複合性局所疼痛症候群(以下，CRPS)のように頻度は少ないが非常に治療抵抗性の難治性疼痛では生活破壊につながるようなケースも存在し，これらも大きな課題となっている．筋骨格系(運動器)の慢性疼痛について調べた調査では，医療および医療類似行為がこれらの治療にあたっていることが多いが，その治療満足度は低く，約半数が治療施設を変えるなどをしていることもわかってきている(**図2**)．これらに対する医療費の負担は実費で月

* Takahiro USHIDA, 〒 480-1195 愛知県長久手市岩作雁又 1-1 愛知医科大学学際的痛みセンター，教授・センター長／同運動療育センター，センター長

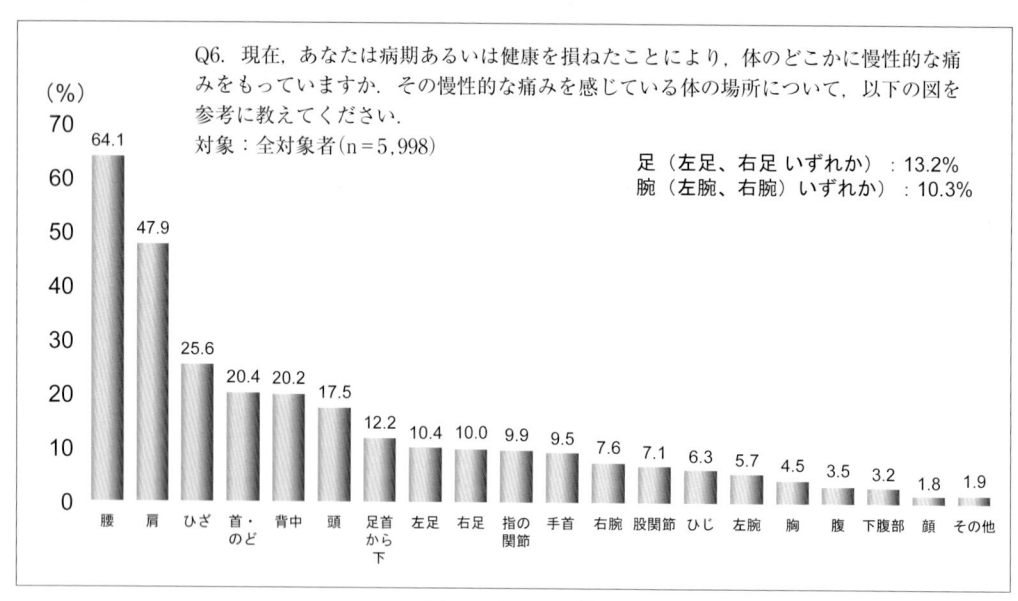

図 1. 痛みの部位

（臨整外，47：127-134，2012．より）

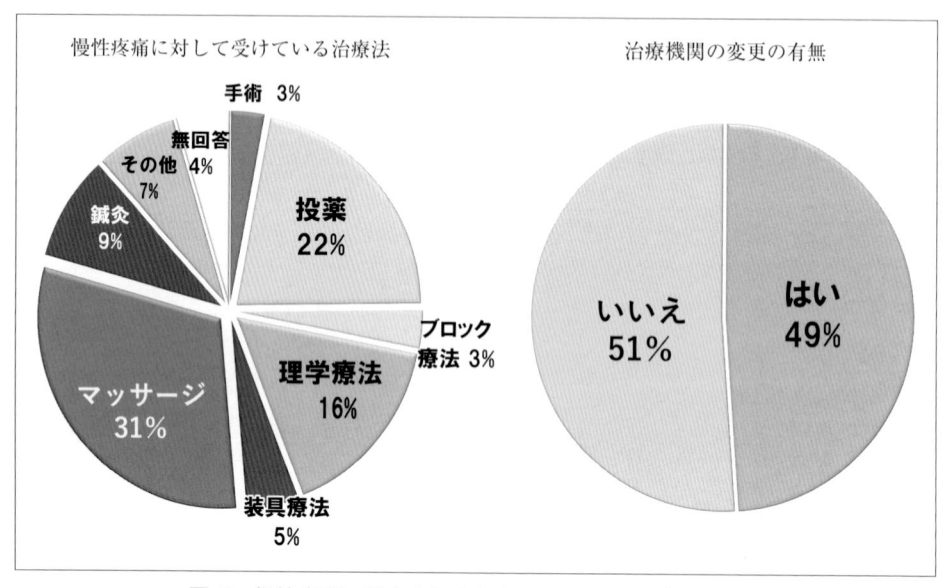

図 2. 慢性疼痛に対する加療とドクターショッピング状況

（文献 1 より）

額平均 5〜6 千円程度かかっていることも調べられてきている（**図 3**）[1]．

　長引く痛みは精神心理的にも大きな負担となる．そのことについて Miki らは慢性疼痛を訴えて整形外科を受診した患者を精神心理的な観点から精神科医が診断すると，大多数の患者で精神科的な診断がつく病態であることを報告している（**表 1**）[2]．

　このように，慢性疼痛には患者数が多い運動器痛や，罹患率は低いが強い痛みが続く難治性の疼痛疾患があり，有効な医療が行われないため，医療経済学的損失や社会損失を引き起こしていることがわかっている．

どうして慢性疼痛に対する集学的治療が必要なのか？

　実際の医療現場では痛みが腰や肩などに多くみられることから，本邦では整形外科を受診して治

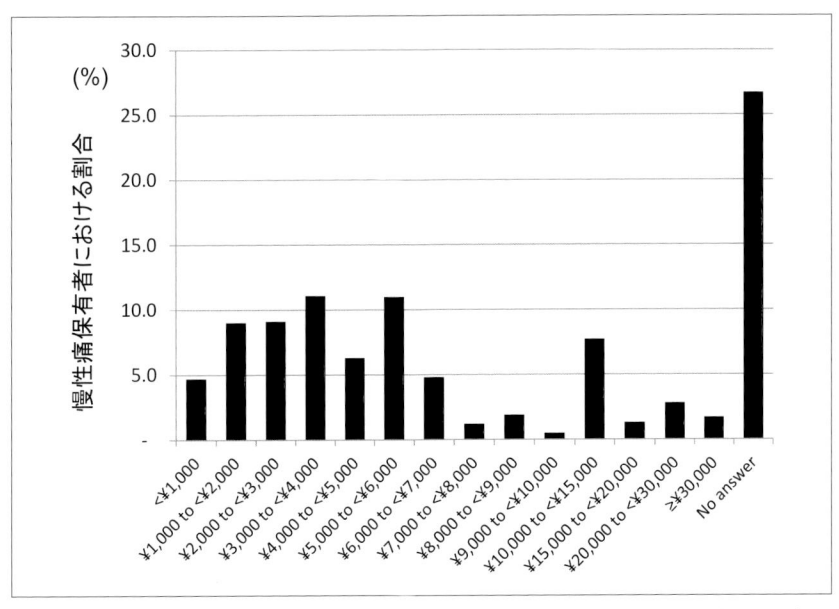

図 3. ひと月あたりにかかった治療費（自己負担分，手術および入院費は除く）

療されていることが多く，そこで投薬，リハビリテーションや温熱療法などが行われていることが多い．しかし，慢性疼痛は前項で挙げたごとく筋骨格系や神経機能の異常などの器質的な要因だけでなく，精神心理社会的な因子が関与していることがわかっており，現状では自立までもっていくのに難渋することも多い．特に治療困難な例については麻酔科・ペインクリニックへ紹介するケースもあるが，精神科的あるいは心療内科的な課題があっても患者自身が当該科への紹介を受け入れないことも多い．また，紹介できた場合でも精神科医自身が身体診察に不慣れなこともあり，対応してもらえないケースも多いのが実情である．その背景には現在の本邦における医学教育・診療体制の問題がある．現在の医療体系は古くからの体制で行われており，内科学・外科学・整形外科学など講座が担い，それに付随した診療科が病院でも診療にあたるという型である．このような医療体系は専門性という観点からは大変重要であるが，縦割り構造になってしまっているために慢性疼痛などを取り扱うのに必要な，全人的な分析や治療を行うための教育・診療の妨げになっている．

一方，慢性疼痛が身体科だけの問題ではなく，生物心理社会的な広い面から診療にあたるべきであるという観点から，John Bonica 医師はワシン

表 1. 慢性疼痛患者の精神医学的面からの診断名

順位	診断名	割合（全体）
1	身体表現性障害	69%
2	気分変調性障害	15%
3	大うつ病性障害	15%
4	パーソナリティ障害	12%
5	広汎性発達障害	7%
6	解離性障害	8%
7	統合失調症	5%
8	精神遅滞	5%
9	虚偽性障害・詐病	3%
10	認知症	3%

（文献 2 より改変）

トン州にある Tacoma General Hospital で神経内科の医師などと協力したチーム医療を開始してきている．このように欧米諸国では半世紀以上前から慢性疼痛を各領域の専門家が集まって診断・治療を進める集学的（学際的）痛みセンターが構築され，慢性痛を生物心理社会概念で捉えた医療が行われ，良好な成績が得られることが報告されている．諸外国でも多くの国でこのようなシステムが導入されてきている．また，中国では既にほとんどの大病院には疼痛科という診療科が存在し，疼痛医療の核になっている．

表 2. 「今後の慢性の痛み対策について（提言）」から医療体制の構築についての抜粋

○慢性化させないことであり，痛みに対して早期に適切な対応を行うことが重要である．そのためには，痛み専門医のみならず一般医についても，痛みに対する診療レベルを研修などにより向上させる必要がある．一般医にも利用しやすいガイドラインやフローチャートを作成し，一般医であっても，痛み診療の入口，慢性化する前，慢性化してしまった後のそれぞれの段階で，器質的要因，精神医学的・心理学的要因などについて適切に評価し，対応できるような医療体制の構築が望まれる．

○一般医で対応困難な痛みについては，関係する診療各科の医師や，看護師や薬剤師などの各職種のスタッフが連携して治療にあたるチーム医療を行うことが求められる．そのためには，チーム医療の核となる痛み診療部門を整備し，診療だけでなく，情報収集や情報発信，人材育成，講演活動など，慢性の痛みが持つ多様な問題点について，広く社会に啓発する役割も付帯することが望ましい．

○痛み診療体制の構築には，医療従事者の役割分担や連携について明確化するとともに，関係団体や関係学会などとの連携の下で，痛み診療に精通した人材の育成などが必要であり，さらに経済的に痛み診療が成り立つ診療報酬の整備等，現状に即した対応が求められる．がんの緩和医療チームは，このモデルになり得ると思われる．

○慢性の痛みに関する病状や検査結果，治療法などの説明は，患者がその説明内容を正しく理解したうえで行われ，患者も主体的に医療参加できるような診療体制を整備していく必要がある．

厚生労働省の取り組み

平成 21（2009）年，本邦では遅ればせながら慢性疼痛が医療としての大きな課題であるという観点から厚生労働省は慢性の痛みに対する検討会を開催し，「今後の慢性の痛み対策について（提言）」を取りまとめた．そこでは今後，厚生労働省として，① 医療体制の構築，② 教育，普及，啓発，③ 情報提供，相談体制，④ 調査・研究を進めることが記されている．特に，① 医療体制の構築に関しては表 2 のとおりである．

厚生労働省指定研究班の創設

平成 22（2010）年から厚生労働省では研究班を作り，慢性の痛み対策の事業を進めてきているが，特に平成 23（2011）年度から始まった指定研究「難治性疼痛の実態の解明と対応策の開発に関する研究」の中に「痛みセンター連絡協議会（慢性疼痛診療を現在担っている医学部附属病院などがメンバー）」を設置して本邦における集学的な慢性疼痛医療システムを具現化するための調査研究を進めた．まずは現状を把握して取り組むために，① 痛みセンター連絡協議会構成員同士の診療体制や診療実態を見学し，そこにある問題点（診療システム，医療制度，社会的な課題など）を抽出する作業，② 海外の学際的痛みセンター視察：我が国よ

りも早期に慢性痛に対する集学的診療体制の構築に取り組んでいる欧米諸国（米国，スウェーデン，オーストラリアなど）の診療手法，医療制度や社会背景についての問題を抽出し我が国における問題の解決の糸口を探った．そのうえで，我が国で通常の診療システムで "治らない痛み" の課題を解決するためのユニット "痛みセンター" として表 3 のとおりに進めることとした．

実際のチームの構築にあたっては施設間の状況の違いが大きく，すべてが兼任・兼業の施設もあるため，週1〜2日のセンター運営など稼働日を増やすにあたっての課題はあるものの，現在までに22 施設で構築が進んできている．

厚生労働研究班での痛みセンターでの
診療体制の構築の試み

前項でも述べたごとく実際の治療体制の構築は多くの施設で集学的なチーム医療を行う外来日を決めて，同時にカンファレンスなどで話し合いをしながら診療を進めていくという形がとられてきている．外来における治療介入は投薬，運動療法や生活指導，認知行動学的指導，ブロック・インターベンショナル治療などが行われている．また，海外で行われている短期集中プログラムに相当するものを構築する目的で，週1回9週間のプログラムや超短期の入院による投薬，運動療法や

表 3. 痛みセンターの概要

痛みについて専門性を持つ最終な診療機関として見落としなく器質的診断・分析し，同時に心理社会的な診断・分析したうえで集学的に系統だって治療方針を決めることができる Interdisciplinary な"痛みセンター"を構築する．またそれは，慢性疼痛分野における地域の医療の拠点としての役割を果たすと同時に，その予防や対処法などについて教育機関として医療者や市民に向けて教育・指導を行い，新しい医療の啓発を行う．

①痛みセンターで必要なスタッフ構成
器質的な医療の専門医 2 名以上：A1 もしくは A2 が専従以上（一方は兼任でも良い）
    A1）運動器の診察・評価ができる者（整形外科専門医，リハビリテーション専門医および運動器の診察・評価を対象とした学会などの資格を有するもの）
    A2）神経機能管理（ペインクリニック専門医，麻酔専門医，神経内科専門医，脳神経外科専門医）
精神心理の診療の専門家 1 名以上（原則専任とするが，兼任も可とする）
    B1）精神・心理状態の診療の専門家（精神科専門医，心療内科専門医）が 1 人以上
    B2）精神・心理状態の分析に充分な技量を有するとする認定を受けたもの（臨床心理士など）
診療・評価・治療を補助するもの
    C 看護師，理学療法士，作業療法士などが兼任以上でいること
②運営（カンファレンスなど）
器質的な診療をする専門家，心理社会的な診療をする専門家が同じ患者について時間を共有し，検討していく場（定期的に行う（原則的に週 1 回，1 時間半以上）をもつユニットを"痛みセンター"とする．なお，カンファレンスの成立には A1，A2，B（B1 もしくは B2）の出席を要する．また，B2 のみの出席の場合は B1 との連携ができるシステムを有するものとする．C は専門分野の特性を生かして痛みの評価の補助を行い，治療に参加する．
カンファレンスの実施が困難な施設においては，それに代替できるカンファレンスシートなどを導入する．

生活指導，認知行動学的指導も進めてきた[3]．

痛みセンターでは共通問診票の導入を進めてきており，身体面として痛みの評価（numeric rating scale；NRS）などのほか，ADL 疼痛生活障害評価尺度（pain disability assessment scale；PDAS），ロコモ 25，アテネ不眠尺度（AIS）．精神心理面の評価として，不安うつ尺度（hospital anxiety and depression scale；HADS），疼痛破局思考尺度（pain catastrophizing scale；PCS），PSEQ（pain self-efficacy questionnaire）．社会面の評価として休業日数，家族構成，Zarit 介護負担尺度，EQ-5D（EuroQol 5 Dimensions）の評価を進めてきている（**表 4**）．

協力が得られた 16 施設のデータをサマリすると，フォローアップができた症例については身体，精神心理，社会面のいずれの共通問診票のパラメーターでも改善が得られていることがわかった．また，治療の満足度についても良好な改善が得られた．各施設でドロップ・アウトする症例が多い点が危惧されるところであるが，痛みセンターのターゲットはこれまで平均 3~4 施設を巡って改善していない慢性疼痛患者であるという

表 4. 痛みセンターのデータ解析状況：
スコアの変化（2018.1 まで）

	初　診	3 か月	6 か月
NRS（最高）	6.7±2.4	5.4±2.7	5.3±2.7
NRS（最低）	3.2±2.4	2.5±2.2	2.5±2.3
NRS（平均）	5.6±2.2	4.3±2.4	4.3±2.3
NRS（現在）	5.1±2.6	4.0±2.7	4.0±2.7
PDAS	24.5±14.2	18.4±12.9	18.5±13.0
HADS	16.2±8.6	13.4±8.1	13.3±8.1
－不安	7.9±4.5	6.5±4.3	6.5±4.3
－抑うつ	8.5±4.8	7.0±4.6	6.9±4.5
PCS	34.2±10.6	27.7±12.3	27.7±12.4
－反芻	12.7±3.3	10.8±4.2	10.8±4.1
－拡大視	6.6±3.2	5.4±3.3	5.4±3.3
－無力感	14.9±5.5	11.5±6.1	11.5±6.0
EQ-5D	0.560±0.179	0.645±0.173	0.645±0.169
PSEQ	25.7±14.8	32.2±14.3	32.1±14.3
AIS	8.7±5.1	6.8±4.5	6.9±4.4
ロコモ 25	35.7±23.4	26.5±20.8	26.7±20.5

[ave. ±SD]

ことを考えると意味は大きいものであることがわかる（**図 4**）．

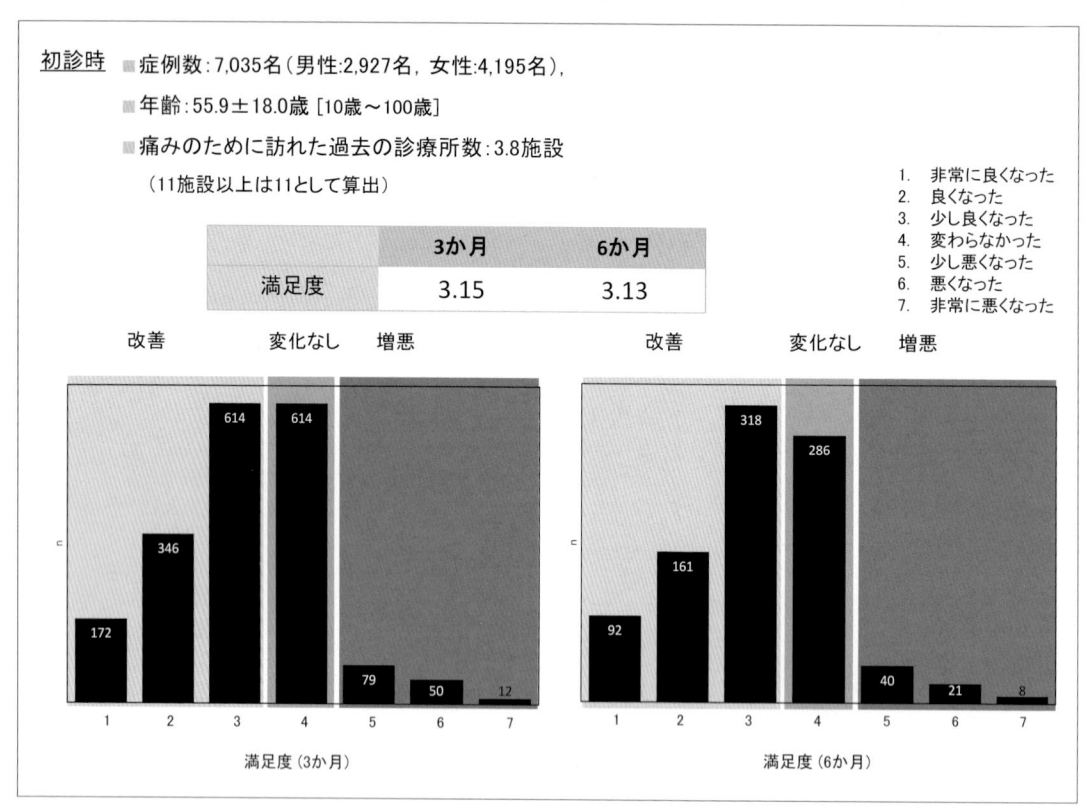

図 4. 痛みセンターのデータ解析状況：過去の施設数と満足度調査（2018.1 まで）

集学的痛みセンターを医療資源として定着させるために

痛みセンターを作ることで，これまで慢性疼痛によって苦しんでいた人たちに貢献できることは明確化されてきている．ただ，医療資源として集学的痛みセンターがどのように存在し，継続して運営されていくかについては，患者に加えて医療行政という立場と痛みセンターの実務を担う者という立場があり，課題となるところである．

重要なポイントの1つは医療資源としての立ち位置から見て，どのように痛みセンターを有効活用していくかということは，大変多くの慢性痛患者が本邦で存在することを考えると大きな課題である．① 地域との連携：地域医療の中から適切な患者が紹介され，改善した患者は地域医療や社会の中に戻っていけるシステム作りが必要となる．また，② 慢性疼痛診断の確立：痛みセンターの今の治療が適応となるタイプの患者を送ってもらうためには診断アルゴリズムなども含めた慢性疼痛の細分化した診断法の確立が必要となってくる．

さらに，③ 保険医療の中での慢性疼痛医療の位置づけ作りや，④ 将来慢性疼痛医療を担う人材の育成も必要となる．

① 地域との連携について

2017 年度から厚生労働省では痛みセンターを地域に根ざしたものにしていくために慢性疼痛診療体制構築モデル事業を開始している．これは全国の 8 ブロックにおいて，痛みセンターを中心に周辺の病院，クリニックなどを連携させていくプロジェクトである．医師，看護師，理学療法士，臨床心理士などを集めて研修会を行うものである．これにより，地域の医療者の慢性疼痛に対する知識・対応力向上をはかることで慢性疼痛の予防や早期治療，フォローアップが容易にできることが期待される．現在，各地に医療連携システムが構築されてきつつあるところである．

② 慢性疼痛診断の確立

慢性疼痛はこれまでの医療体系で改善できなかった痛みであるが，これまでの取り組みで改善できるような病態があるのも事実である．複雑な病態であるがそれを分類し，どのような慢性疼痛

表 5. ICD11 慢性疼痛 MG30

① MG30.0　慢性一次痛(例：過敏性腸症候群，非特異的慢性腰痛，線維筋痛)
② MG30.1　慢性がん関連疼痛(例：慢性がん疼痛，慢性化学療法後疼痛)
③ MG30.2　慢性術後および外傷後疼痛(例：切断後の慢性疼痛，火傷後の慢性疼痛)
④ MG30.3　慢性二次筋骨格痛(例：持続性炎症による慢性筋骨格痛，変形性関節症に関連する慢性筋骨格痛)
⑤ MG30.4　慢性二次内臓痛(例：持続性炎症または血管機構からの慢性内臓痛)
⑥ MG30.5　慢性神経障害性疼痛(例：慢性疼痛性多発神経障害，慢性中枢後脳梗塞)
⑦ MG30.6　慢性二次性頭痛または口顔面痛(例：慢性口顔面筋肉痛)
⑧ MG30.Y　その他の特異性のある慢性痛
⑨ MG30.Z　慢性痛(分類不能：Unspecified)

がどのような治療で改善できるかを明確化させる必要がある．IASP はこれまで WHO とともに新しいカテゴリー作りに注力してきたが，2018 年公表された ICD11 の中に慢性疼痛が正式に入った(**表5**)．厚生労働研究班ではこれまで IASP に協力して実臨床で使う際の課題などについて検討してきたが，今後はこれを用いて慢性疼痛レジストリシステムを運用し，病態の分析と適正治療の開発を検討していくことになる[4)5)]．

③ 保険医療の中での慢性疼痛医療の位置づけ作り

慢性疼痛に対する集学的アプローチはしっかりした傾聴，診察，検査，分析に加えて，チームでカンファレンスをしたうえで多角的治療(投薬，運動療法，認知行動療法，必要なインターベンショナル治療を推進することになる．痛みセンターを受診した際にすでに過量投与になっていたりするなど複雑なケースが多数を占める．いずれの作業も医療資源を使って信頼関係の構築から習熟度の高い医療をすることが必要になるが，特段の保険適用はされていないため医療収益的に部門として成り立ちにくい背景がある．今後はこのような課題についての対応の検討が必要である．

④ 将来慢性疼痛医療を担う人材の育成

慢性疼痛で苛まされている人口が多く，大きな医療の課題であるにもかかわらず現在の医学教育の中では対応して教える診療科(講座)が不足しているのが実情である．慢性疼痛教育が必要との観点から，文部科学省は2016年から課題解決型高度医療人材養成プログラムの中で慢性疼痛に対する教育プロジェクトを推進している．また，岡山大学や愛知医科大学では他に先駆けて慢性疼痛に関する教育を進めてきているが，特に愛知医科大学で

は，医学部講義の中に疼痛医療学(13 コマ)を作ると同時に臨床実習でも慢性疼痛教育を進めてきている．今後，このようなプログラムがさらに発展していくことが望まれる．

最後に：発症予防と発症後対応という観点から

慢性疼痛は一日にして起こるものではない．発症前に受けた教育，環境(職場，家庭)などに加えて本人の持っている器質的問題とイベントなどが重なって，痛みの治らない悪循環に入っていると考えられる．慢性疼痛があっても困らないような体作りやメンタリティなどを保つことで悪循環に陥らないようにすることは社会教育として必要である．現在，多くの国民は病気が出たら医療に頼って治療してもらうという考え方が主流であるが，発症してからの対応は費用対効果的に考えても大きな問題である(**図5**)．

今後は集学的痛みセンター核となり，社会に対しても教育などを行いつつ，発症後の対応を多くの医療者と連携して進めていくことで，慢性疼痛に困ることを少しでも減らしていけるものと考えている．

文　献

1) Nakamura M, et al : Prevalence and characteristics of chronic musculoskeletal pain in Japan. *J Orthop Sci*, **16** : 424-432, 2011.
2) Miki K, et al : Frequency of mental disorders among chronic pain patients with or without fibromyalgia in Japan. *Neuropsychopharmacol Rep*, **38** : 167-174, 2018.
3) Inoue M, et al : The efficacy of a multidisciplinary group program for patients with refractory chronic pain. *Pain Res Manag*, **19** : 302-308,

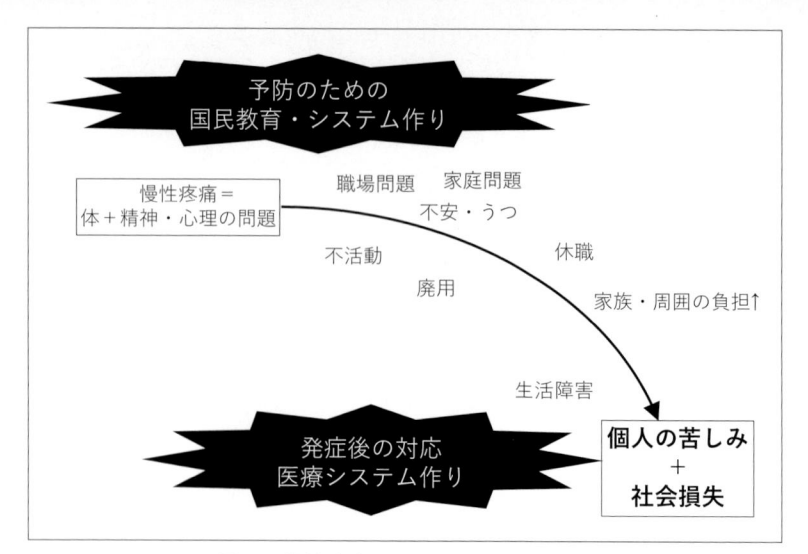

図 5. 慢性疼痛の発症予防と治療対策

2014.

4）Barke A, et al：Pilot field testing of the chronic pain classification for ICD-11：the results of ecological coding. *BMC Public Health*, **18**：1239, 2018.

5）牛田享宏ほか：長引く痛みの克服に向けて：慢性疼痛の分類（ICD-11）や治療モード，治療施設などの分類と臨床利用. *PAIN RES*, **33**：257-268, 2019.

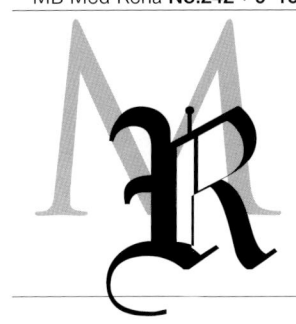

特集／運動器慢性疼痛マネージメントにおける
リハビリテーション診療の意義と重要性

慢性疼痛治療における医療経済的側面から みたリハビリテーション診療

鈴木啓太[*1]　中村裕之[*2]

Abstract　本稿では，2018 年に作成された慢性疼痛治療ガイドラインにおいて，エビデンスレベル A（効果の推定値に強い確信がある），推奨度 1（実施することを強く推奨する）と評価されている治療方法の中から，セラピストが実施する頻度の高い「運動療法」と「認知行動療法」の費用対効果に関する先行研究を選んだが，それらは運動療法と認知行動療法は非特異的な慢性疼痛に対して，費用対効果に優れた介入方法であることを支持するものであった．アブセンティズムとプレゼンティズムの改善は，今後さらなる労働人口の減少が予想される我が国において，国内総生産の維持・成長に寄与することが期待された．筆者らの志賀町研究から算出した慢性疼痛の医療費では，直接医療費は住民 1 人当たり 1 年換算では，男：1,803 円，女：2,000 円となった．今後，より詳細な慢性疼痛の社会的課題を抽出するとともに，その解決策の提示をすることが社会的にも極めて重要であると思われた．

Key words　慢性疼痛（chronic pain），費用対効果分析（cost-effectiveness analysis），医療費（medical expenses），運動療法（exercise therapy），リハビリテーション（rehabilitation）

リハビリテーション診療の費用対効果

本稿では，2018 年に作成された慢性疼痛治療ガイドライン[1]において，エビデンスレベル A（効果の推定値に強い確信がある），推奨度 1（実施することを強く推奨する）と評価されている治療方法の中から，セラピストが実施する頻度の高い「運動療法」と「認知行動療法」を中心に，それらの費用対効果に関する先行研究を調査した．また，本稿では質調整生存年（quality adjusted life year；QALY）を評価指標として用いている先行研究を選択した．QALY とは，完全な健康状態を 1，死を 0 と定義し生活の質（quality of life；QOL）をスコア化した効用値と，それに生存年数を掛け合わせて算出した生存状態の質と量を同時に表現した

概念である[2]．上記の条件に該当する先行研究を米国国立医学図書館が作成しているデータベースである PubMed を使用し，過去 5 年間を対象期間として検索した．その結果，選択された 3 編の先行研究を紹介する．

Takura ら[3]は 91 名の慢性疼痛患者を運動療法と患者教育群，通常の薬物療法群，薬物療法に神経根ブロック治療を追加した群の 3 群に分け，3 か月の介入によって得られた患者アウトカム（健康関連 QOL など）と消費された医療費用を評価した．その結果，介入方法の間で健康関連 QOL の改善効果に有意な差は認められなかったが，医療費用では運動療法＋患者教育群が有意に安価であった．したがって，運動療法＋患者教育は通常の薬物療法と薬物療法＋神経根ブロックに比較し

[*1] Keita SUZUKI，〒 920-8640　石川県金沢市宝町 13-1　金沢大学大学院先進予防医学研究科先進予防医学共同専攻博士課程在学中／医療法人社団 同朋会　介護老人保健施設 有縁の荘
[*2] Hiroyuki NAKAMURA，金沢大学先進予防医学研究，センター長・同大学，医薬保健研究域長・学域長

て，優れた費用対効果である傾向が示された(中央値：7,079 vs. 11,803 vs. 26,228 US\$/QALY).

また，慢性腰痛に対する認知行動療法の費用対効果に関する先行研究では，増分費用効果比が3,049 US\$/QALY と報告されている[4]．これは介入手法の費用対効果を検討するうえでの判断基準とされている 50,000 US\$/QALY よりはるかに低い値であり[5]，認知行動療法が慢性腰痛に対して，費用対効果の面で優れた治療手法であるといえる．

Johnsen ら[6]は，腰椎椎間板の変性を有した慢性腰痛患者に対する集学的治療と人工椎間板置換術の費用対効果を報告している．この報告における集学的治療の内容は，運動と認知的側面への介入を重視した 3～5 週間の外来プログラムであった．2 年後のフォローアップの時点で，人工椎間板置換術を施行された患者が集学的治療を施された患者より QALY の値が有意に高く(平均値の差が 0.34)，1 人当たりの医療コストに有意な差はない結果となっていた(人工椎間板置換術：87,622€，集学的治療：74,116€)．これらの結果から，椎間板変性などの器質的な変化を有する慢性疼痛の場合には，運動療法より外科的な治療のほうが費用対効果に優れていることが推察される．

これら 3 編の報告から，運動療法と認知行動療法は非特異的な慢性疼痛に対して，費用対効果に優れた介入方法であることが示唆された．

慢性疼痛の社会経済的影響

アメリカにおける調査では，従業員の健康に関連する企業の総コストのうち，医療費や薬剤費の直接費用は 24%を占めるに過ぎず，約 75%は間接費用(生産性の損失)が占めることが示されている[7]．間接費用の大部分を占めるものとして，アブセンティズムとプレゼンティズムが挙げられる．アブセンティズムとは病欠や病気休業のことを指し，プレゼンティズムとは出勤している労働者が，健康問題によって仕事の能力のある部分が制限されている状況と定義されている[8]．健康問題により職務が遂行できない時間，仕事の質や量

の低下がプレゼンティズムの例として挙げられる．

田倉ら[9]の慢性疼痛の社会的影響に関する日本人を対象とした先行研究のレビューによると，プレゼンティズムなどによる労働損失が 100 人当たり年間 25,000 US\$ 前後に上り，慢性疼痛を罹患することで 1 人当たりの労働損失が有意に増加すること(148 万 8,385 vs. 80 万 4,634 円/年)が示されている．そして，社会経済的な影響分析の結果，慢性疼痛による労働損失は本邦全体で年間 2 兆円前後に及ぶと推定された．

以上のことを踏まえると，これからの慢性疼痛の医療経済を考える際には，治療にかかる直接費用に加えて，間接費用についても考慮に入れることが重要であると考えられる．また，アブセンティズムとプレゼンティズムの改善は，今後さらなる労働人口の減少が予想される我が国において，国内総生産の維持・成長に寄与することが期待される．

労働損失に対するリハビリテーション診療の効果

労働損失に対するリハビリテーション診療の効果に関する先行研究を調査するにあたり，治療方法は費用対効果について述べた章と同様に「運動療法」と「認知行動療法」を中心とした．データベースは PubMed を使用し，過去 5 年間を対象期間として検索した．その結果，選択された 2 編の先行研究を紹介する．

Brämberg ら[10]は頚または腰部の慢性疼痛患者を対象に，筋力増強運動，ヨガ，患者教育のそれぞれ 6 週間にわたる介入が慢性疼痛と労働損失に与える効果を検討している．6 か月後のフォローアップの時点で，筋力増強運動とヨガは疼痛強度と疼痛による活動制限の改善が患者教育のみを実施した場合より大きいことが示された．さらに，労働損失の指標であるアブセンティズムに関しては，週 2 回以上介入を実施できた場合には，筋力増強またはヨガは患者教育のみに比べて有意にアブセンティズムの発生リスクを軽減することが示された(筋力増強運動 vs. 患者教育：risk ratio est-

表 1. 慢性疼痛患者 1 人当たりのひと月の医療費(円，平均±標準偏差)

	性	人数	窓口支払い額 （公的保険 医療機関）	直接医療費 公的保険 医療機関	直接医療費 非公的保険 医療機関	直接医療費 （薬局，OCT など）	直接医療費 （合計）	間接医療費	医療費合計
A 肩痛	男	30	792±2411	1148±3447	264±804	194±560	1606±4808	545±1725	2151±6528
	女	46	129±494	221±776	43±165	32±135	296±1069	47±316	343±1342
B 腰痛	男	55	544±1666	787±2383	181±555	138±411	1106±3348	377±1191	1483±4535
	女	87	423±1275	658±1877	141±425	106±320	905±2615	235±892	1140±3466
C 膝痛	男	25	538±1182	845±1772	179±394	140±319	1164±2475	289±819	1454±3229
	女	76	432±1006	714±1555	144±335	107±265	966±2143	186±672	1152±2730
D いずれかの部位	男	112	633±1814	931±2605	211±605	160±440	1301±3646	419±1295	1720±4927
	女	219	414±1234	644±1816	138±411	103±311	885±2533	229±864	1115±3356

imates：RR＝0.60，ヨガ vs. 患者教育：RR＝0.47）．しかしながら，介入頻度が週 2 回未満となる場合には，いずれの介入もアブセンティズムの有意な改善をもたらさず（筋力増強運動 vs. 患者教育：RR＝1.12，ヨガ vs. 患者教育：RR＝1.12），各介入の労働損失に対する効果は患者のアドヒアランスに依存する可能性が示されている．

また，認知行動療法に関する報告[4]では，週 1 回の頻度で 8 週間にわたる介入を受けた慢性腰痛患者のアブセンティズムとプレゼンティズムによる 1 年間の損失額を推計している．その結果，アブセンティズムによる損失額は認知行動療法を受けた患者で年間 1,004 US$/人となり，これは特別な介入を実施していない従来のケアを受けた患者（年間 803 US$/人）より大きな損失額を示している．一方，プレゼンティズムによる損失額は年間 2,603 US$/人となり，従来のケアを受けた患者（年間 3,254 US$/人）より小さい損失額となることが示されている．

これらの先行研究から，筋力増強運動などを含む運動療法や認知行動療法により，アブセンティズムやプレゼンティズムによって生じる労働損失の改善が期待できることが示唆された．しかしながら，慢性疼痛患者の労働損失に対するリハビリテーション介入の効果に関する先行研究は稀少であり，今後のさらなる報告が待たれる．

志賀町研究における慢性疼痛の医療経済疫学

壮年者および高齢者においては腰痛，膝痛，肩痛をはじめ多くの部位に痛みを有しており，その

ための治療にかかわる医療費の問題や，症状あるいは日常生活動作(activity of daily life；ADL)の低下から労働力に対する影響も多大であることから，慢性疼痛の社会的影響は計り知れない．筆者らは，これまで慢性疼痛の現状を探るために，平成 23(2011)年度より石川県志賀町モデル健康地区におけるコホート研究を開始してきており，慢性疼痛が ADL への影響について疼痛の部位別の解析などを発表してきたが，一昨年(2017 年)度より，慢性疼痛が社会的損失への影響について疼痛の部位別の解析を ADL や QOL の点も含めて地域別・年代・性別に解析し，より詳細な社会的課題を抽出するとともにその解決策の提示を目指す研究を開始した．昨年(2018 年)度では，石川県志賀町(人口 19,698 人)のモデル地区である土田地区，富来地区の 2 地区で 40 歳以上の全住民 2,801 人(男性：1,524 人，女性：1,277 人)を対象に，記入式質問紙法を用いて調査した．有効な回答を得られた 2,133 人(有効回答率 76.2%，男性：970 人，女性：1,163 人，平均年齢±標準偏差男性：64.5±12.6 歳，女性：65.7±13.2 歳(t 検定にて p＜0.05))のデータから，慢性疼痛の医療費を解析した(**表 1**)．慢性疼痛は，痛みの期間が 3 か月以上で，痛みの度合いが NRS で 5 以上と定義したとき，その有病率は男性，女性でそれぞれ 11.5% と 18.8% であった．いずれかの部位に慢性疼痛を有する男性 112 人におけるひと月に公的保険医療機関の窓口に支払った額の平均は 633±1,814 円で，この金額に対する直接医療費は 931±2,605 円であった．一方，非公的保険医療機関の窓口に支

表 2. 慢性疼痛による住民1人当たり換算の
医療費(年間換算, 円)

	性	肩	腰	膝	いずれか の部位
A 直接医療費	男	596	752	360	1,803
	女	141	812	757	2,000
B 関節医療費	男	202	257	90	580
	女	22	211	146	518
C 医療費合計	男	798	1,009	450	2,383
	女	163	1,023	903	2,519

払った額の平均は211±605円であり, 薬局, OCT などでかかった直接医療費は160±440円であり, これらの直接医療費の総額は1,301±3,646円であった. また間接医療費は419±1,295円であり, 医療費の合計は1,720±4,927円であった. これに対して女性219人では, それぞれ, 414±1,234円, 644±1,816円, 138±411円, 103±311円, 885±2,533円, 229±864, 1,115±3,356円と男性に比べ低かった. 部位別で比較すると, 肩痛では男性の2,151±6,528円は女性の343±1,342円に比べ, 腰痛では男性の1,483±4,535円は女性の1,140±3,466円に比べ, 膝痛では男性の1,454±3,229円は女性の1,152±2,730円に比べ, いずれも男性のほうが高かった. 男性では膝が, 女性では肩が一番低かった. 直接医療費は住民1人当たり1年換算(表2)では, 男性:1,803円, 女性:2,000円となった. 平成26(2014)年度の国民医療費は40兆8,071億であり, 人口1人当たりの国民医療費は32万1,100円であり, 45歳以上が81.1%を占める. 人口全体の52.2%を占める45歳以上の人口1人当たりの1年間の国民医療費は約50万円であることから, 慢性疼痛による医療費の割合は約0.4%に相当する額である. 疾病別医療費順位3位である「筋骨格系および結合組織の疾患」による医療費が7.8%であることから, この数字が小さいことは入院や入所者が対象となっていない集団であることおよび慢性疼痛の定義に該当しない対象者あるいは慢性疼痛を患う人でも治療あるいは処置を受けていない人を除いているという特性によるものと考えられた.

おわりに

愛知医科大学学際的痛みセンターの牛田享宏教授グループは2013年度より厚生労働省「慢性の痛み診療の基盤となる情報の集約とより高度な診療のための医療システム構築に関する研究」を, 2015年度より同「慢性の痛み診療・教育の基盤となるシステム構築に関する研究」を立ち上げ, 慢性の痛みに対する診断・治療を進める集学的(学際的)痛みセンターを全国的な規模で構築し, その診療システムの社会的有益性の検証や, 慢性痛患者について有効性についての多角的, 多次元的な検証を行っており, 学問的基盤の元, 慢性の痛みに対する対策を総合的に進めている. 今後, リハビリテーション診療によって回復するADLやQOLと, その診療費との関係を解析することによって費用対効果分析を行うなど, 慢性疼痛の危険因子との関係を医療経済学的に解析し, より詳細な慢性疼痛の社会的課題を抽出するとともにその解決策の提示をすることが社会的にも極めて重要であると思われる.

文 献

1) 慢性疼痛治療ガイドライン作成ワーキンググループ(編):慢性疼痛治療ガイドライン. 真興交易(株)医書出版部, 2018.
2) 八代嘉美:用語解説 QALY. 再生医療, 17:70-71, 2018.
3) Takura T, et al:Socioeconomic value of intervention for chronic pain. *J Anesth*, 30:553-561, 2016.
4) Herman PM, et al:Cost-effectiveness of Mindfulness-based Stress Reduction Versus Cognitive Behavioral Therapy or Usual Care Among Adults with Chronic Low Back Pain. *Spine*, 42:1511-1520, 2017.
5) Neumann PJ, et al:Updating cost-effectiveness--the curious resilience of the $50,000-per-QALY threshold. *N Engl J Med*, 371:796-797, 2014.
6) Johnsen LG, et al:Cost-effectiveness of total

disc replacement versus multidisciplinary reha-
bilitation in patients with chronic low back
pain：a Norwegian multicenter RCT. *Spine*, **39**：
23-32, 2014.

7）Edington DW, et al：A practical approach to
occupational and environmental medicine. Lip-
pincott Williams & Wilkins. 3rd ed. 140-152,
2003.

8）Loeppke R, et al：Health-related workplace pro-
ductivity measurement：general and migraine-
specific recommendations from the ACOEM
Expert Panel. *J Occup Environ Med*, **45**：349-
359, 2003.

9）田倉智之ほか：慢性疼痛領域における治療の費用
対効果と社会経済的な負担. 日運動器疼痛研会
誌. **10**：88-96, 2018.

10）Brämberg EB, et al：Effects of yoga, strength
training and advice on back pain：a randomized
controlled trial. *BMC Musculoskelet Disord*, **18**：
132, 2017.

MB Med Reha No. 242 2019   13

足育学 SOKU-IKU GAKU

好評

外来でみる フットケア・フットヘルスウェア

編集：高山かおる　埼玉県済生会川口総合病院 主任部長
一般社団法人足育研究会 代表理事

2019年2月発行　B5判　274頁　定価（本体価格 7,000円＋税）

治療から運動による予防まで あらゆる角度から「足」を学べる足診療の決定版！

解剖や病理、検査、治療だけでなく、日々のケアや爪の手入れ、
運動、靴の選択など知っておきたいすべての足の知識が網羅されています。
皮膚科、整形外科、血管外科・リンパ外科・再建外科などの**医師**や**看護師**、
理学療法士、**血管診療技師**、さらには**健康運動指導士**や**靴店マイスター**など、
多職種な豪華執筆陣が丁寧に解説！
初学者から専門医師まで、とことん「足」を学べる一冊です。

CONTENTS

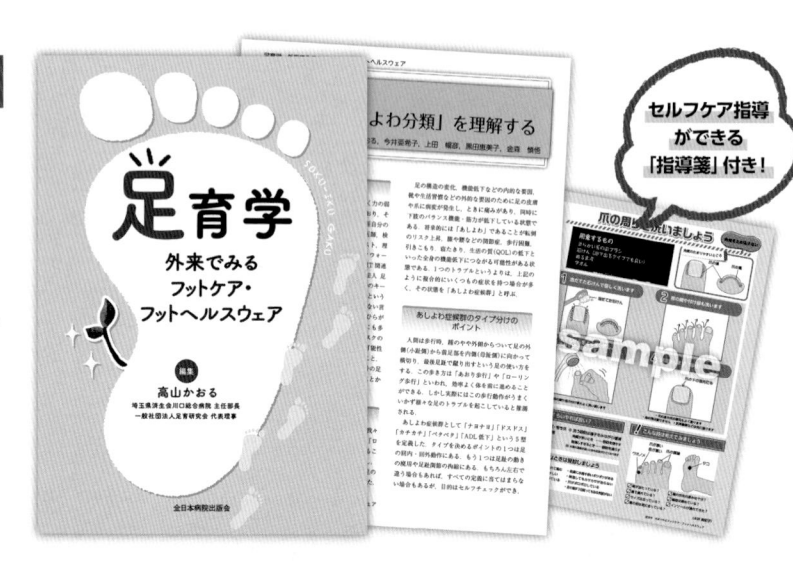

セルフケア指導
ができる
「指導箋」付き！

全日本病院出版会

〒113-0033　東京都文京区本郷 3-16-4　Tel：03-5689-5989
www.zenniti.com　Fax：03-5689-8030

MB Med Reha **No.242**：15-25, 2019

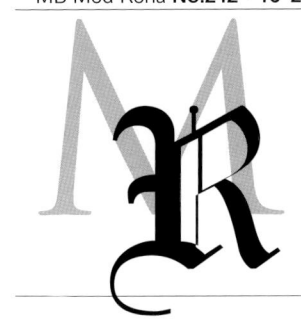

特集／運動器慢性疼痛マネージメントにおける
リハビリテーション診療の意義と重要性

慢性疼痛患者の ADL および
心理・社会的因子を含めた各種評価法

内山　徹*

Abstract　痛みは常に主観的であるので，その客観的な評価は困難である．患者自らが痛みを評価する自己記入式質問票などを用いて，痛みそのものだけでなく，痛みを多面的に評価することが望ましい．質問票は，その特徴から目的に合致した組み合わせを選択すべきだが，具体的にどのような組み合わせが最適かはほとんどの場合不明と思われる．本邦の痛みの専門医療機関では共通質問票を使用している．本稿ではそこで用いられている共通質問票を概説した．その共通質問票とは，痛みの強度として NRS，身体的機能評価として PDAS，ロコモ 25，心理的機能評価として HADS，PCS，PSEQ，QOL 評価として EQ-5D，その他としてアテネ不眠尺度の 8 種類である．共通質問票により蓄積されたデータおよび痛みの専門医療機関の診療スキルを AI に学習させる試みも進行中である．

Key words　自己記入式質問票(self-reported questionnaire)，慢性疼痛(chronic pain)，多面的評価(multifaceted evaluation)

はじめに

　痛みは，国際疼痛学会により，「不快な感覚性および情動的体験で，組織損傷を伴うものと，そのような言葉で表されるものとがある」と定義されている．急性痛は危険を伝える警告信号として重要な役割を持つが，慢性痛の場合は警告信号としての役目はなくなり，不要な警告信号として患者を悩ませている．

　痛みは常に主観的であるので，その客観的な評価は困難であるが，主観の定量化は可能と思われる．痛みの分類として侵害受容性，神経障害性，心理社会的疼痛という分類があるが，痛みがどれか 1 つに分類されるわけではなく，3 つの因子が様々な割合で併存すると考えられている．侵害受容性疼痛，神経障害性疼痛については，薬剤選択において意義があるが，慢性疼痛において治療における薬剤の役割は必ずしも高くないとされるの

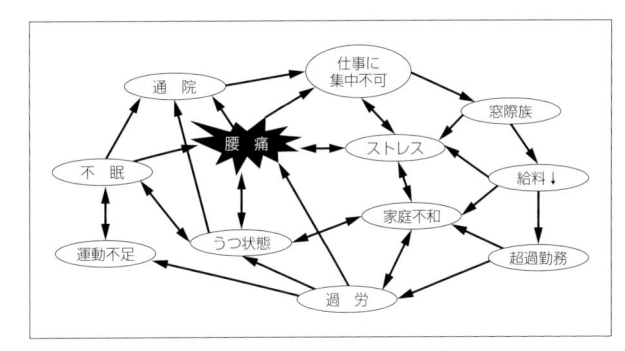

図 1. "こじれた"慢性痛の影響例
（文献 1 より許可を得て引用）

で，心理社会的因子の評価が重要となってくる．しかし，心理社会的因子といっても内容は多岐にわたり，一口で説明できるものではない．Loeser は痛みの多層モデルを提唱し，我々が外から観察できるのは最外層の痛み行動のみとしている．北原は痛みがこじれる様子を，多数の因子が相互に影響し合う図にした（**図 1**）[1]．心理社会的因子，痛

---

* Toru UCHIYAMA，〒 945-0055 新潟県柏崎市駅前 1-4-33　内山整形外科医院，院長

み行動の内部構造，および北原の図の慢性化する諸因子を推し量るには，痛みそのものだけでなく，痛みの多面的な評価が必要であり，その一助となる様々な自己記入式質問票(以下，質問票)が開発・使用されている．

痛みの臨床家と研究者からなる Initiative of Methods, Measurement, and Pain assessment in Clinical Trials(IMMPACT)[2]は慢性疼痛の評価に6つの outcome measures を推奨している．その6つとは，① 痛み，② 身体的機能，③ 心理的機能，④ 被検者による全般的な改善度と治療への満足度，⑤ 有害事象，⑥ 被検者の傾向となっている．具体的には，2005年の IMMPACT[2]では，② として MPI(multidimensional pain inventory)と BPI(brief pain inventory)，③ として BDI(beck depression inventory)，POMS(profile of mood status)が挙げられている．2016年の IMMPACT[3]では身体機能評価について詳述されており，その table 3 に質問票のリストがあるが，痛みに関連する身体機能評価として8種類，全般的な身体機能評価として12種類，ADL評価として6種類，疾患特異的身体機能評価として14種類，身体部位特異的身体機能評価として12種類が挙げられている．これだけ質問票が多いとどれを選択すべきかが問題となるだろう．各質問票の特徴から目的に合致した質問票を最低限の組み合わせで選択すべきであろうが，具体的にどのような組み合わせが最適かはほとんどの場合不明と思われる．愛知医科大学痛みセンターを中心として各地区に慢性の痛みを専門とする医療機関があるが，それらでは共通質問票[4]を使用している．本稿では，そこで用いられている質問票を主に取り上げたい．

各種質問票

1．痛みの強度について

1）NRS(numerical rating scale)数値的評価尺度

痛みの強さに関しては，VAS(visual analog scale)，VRS(verbal rating scale)などがあるが，IMMAPCT では NRS がより抽象的でなく理解しやすいため推奨されており[2]，共通質問票でもこれが使われている．NRS は痛みの強さを0(痛みなし)〜10(これまで経験した一番強い痛みとする)の11段階として，痛みの程度を数字で選択する方法である．過去24時間の最大・最小・平均・今の痛みを評価してもらう．高齢者や子どもに対して，現在の痛みに一番合う表情を選んでもらうことで痛みを評価する face rating scale などもある．NRS などは同一患者の痛みの強度を経時的に追うには適しているが，痛みの強度はあくまでも一患者の主観によるので，患者間の比較には適さない．

2．身体的機能について

1）PDAS(pain disability assessment scale)疼痛生活障害評価尺度(表1)

PDAS[5]は本邦において，慢性疼痛患者の生活障害を測定するために開発された．慢性疼痛患者の身体運動，移動能力が痛みによってどの程度障害されているかを評価する32項目からなる予備尺度から，欠損値の多い項目(性生活をする，仕事または学校に行く)を削除し，因子分析から20項目が抽出された．下位尺度に，腰を使う活動，日常生活動作，社会的活動の3つがある．各項目を0〜3点のいずれかで評価する．最低0点，最高60点となり，得点が大きいほど生活障害度が高い．10点未満を健常，10点以上であれば慢性疼痛と判別されている．PDAS は身体機能評価に含まれるが，下位尺度に腰を使う活動があるので，部位特異的な身体機能評価の側面を持つ．したがって，腰痛以外の身体機能評価，例えば頚部痛などによる身体機能評価の場合には結果の解釈に注意を要する．慢性疼痛患者における Cronbach の α 係数は 0.95[5]である．

2）ロコモ25(図2)

日本整形外科学会は2007年にロコモ(ロコモティブシンドローム)という概念を提唱した．当時は，「運動器の障害による要介護の状態や要介

表 1. PDAS（pain disability assessment scale）

Appendix : Pain Disability Assessment Scale（PDAS）

この質問票は，あなたの病気（痛み）が，あなたが日常生活のいろいろな場面で行っている活動にどのような影響を及ぼしているかを調べるためのものです．以下にいろいろな動作や活動が書かれています．それぞれの項目について，最近一週間のあなたの状態を最もよく言い表している数字を○で囲んでください．それぞれの数字は次のような状態のことです．わからないことがあれば遠慮なく担当医におたずねください．

0：この活動を行うのに全く困難（苦痛）はない．
1：この活動を行うのに少し困難（苦痛）を感じる．
2：この活動を行うのにかなり困難（苦痛）を感じる．
3：この活動は苦痛が強くて，私には行えない．

1	掃除機かけ，庭仕事など家の中の雑用をする	：	0 1 2 3
2	ゆっくり走る	：	0 1 2 3
3	腰を曲げて床の上のものを拾う	：	0 1 2 3
4	買い物に行く	：	0 1 2 3
5	階段を登る，降りる	：	0 1 2 3
6	友人を訪れる	：	0 1 2 3
7	バスや電車に乗る	：	0 1 2 3
8	レストランや喫茶店に行く	：	0 1 2 3
9	重いものを持って運ぶ	：	0 1 2 3
10	料理を作る，食器洗いをする	：	0 1 2 3
11	腰を曲げたり，伸ばしたりする	：	0 1 2 3
12	手をのばして棚の上から重いもの（砂糖袋など）を取る	：	0 1 2 3
13	体を洗ったり，ふいたりする	：	0 1 2 3
14	便座にすわる，便座から立ち上がる	：	0 1 2 3
15	ベッド（床）に入る，ベッド（床）から起き上がる	：	0 1 2 3
16	車のドアを開けたり閉めたりする	：	0 1 2 3
17	じっと立っている	：	0 1 2 3
18	平らな地面の上を歩く	：	0 1 2 3
19	趣味の活動を行う	：	0 1 2 3
20	洗髪する	：	0 1 2 3

（文献 5 より許可を得て引用）

護リスクの高い状態」という定義であったが，2013 年に改定された定義では，「運動器の障害のために移動能力の低下をきたして要介護になったり要介護になる危険の高い状態」とされ，「移動能力の低下」が明確に打ち出された．日本整形外科学会はロコモパンフレット 2013 年版[6]をロコモ度テストとともに発表した．ロコモ度テストは立ち上がりテスト，2 ステップテストという 2 種の運動機能テストと，自己記入式の質問票ロコモ 25 からなる．それぞれ歩く機能，立ち上がる機能，運動器の主観的健康度を反映し，年代相応の移動能力が維持できているかを判定する．ロコモ 25 は，25 項目の設問があり，痛み，屋内動作，身の回りのこと，活動・参加，不安に関する各設問を 0〜4 点の 5 段階で評価し，その総和を算出する．無症状は総計 0 点，最重症が 100 点となり，点数が高いほど運動器関連で不自由を感じていることになり，高齢者の運動器障害を早期に発見するための質問票である．ロコモパンフレットにロコモ 25 の年代別標準値が出ており，年代別標準値より点数が高い場合は将来ロコモに陥るリスクがあると考えられ，16 点以上の症状を有するものは，早期に何らかの介入が推奨される．ロコモ 25 のうち代表する 5 つの設問からなるロコモ 5 も提唱されており，ロコモ 25 の 16 点はロコモ 5 の 6 点に相当する．なお，公的使用，学術使用であれば，誰でも自由に使って良いということになっている．Cronbach の α 係数は 0.961[7]である．

3 ロコモ25

この1カ月、からだの痛みや日常生活で困難なことはありませんでしたか？
次の25の質問に答えて、あなたのロコモ度をしらべましょう。

■この1ヵ月のからだの痛みなどについてお聞きします。

Q1	頚・肩・腕・手のどこかに痛み（しびれも含む）がありますか。	痛くない	少し痛い	中程度痛い	かなり痛い	ひどく痛い
Q2	背中・腰・お尻のどこかに痛みがありますか。	痛くない	少し痛い	中程度痛い	かなり痛い	ひどく痛い
Q3	下肢（脚のつけね、太もも、膝、ふくらはぎ、すね、足首、足）のどこかに痛み（しびれも含む）がありますか。	痛くない	少し痛い	中程度痛い	かなり痛い	ひどく痛い
Q4	ふだんの生活でからだを動かすのはどの程度つらいと感じますか。	つらくない	少しつらい	中程度つらい	かなりつらい	ひどくつらい

■この1ヵ月のふだんの生活についてお聞きします。

Q5	ベッドや寝床から起きたり、横になったりするのはどの程度困難ですか。	困難でない	少し困難	中程度困難	かなり困難	ひどく困難
Q6	腰掛けから立ち上がるのはどの程度困難ですか。	困難でない	少し困難	中程度困難	かなり困難	ひどく困難
Q7	家の中を歩くのはどの程度困難ですか。	困難でない	少し困難	中程度困難	かなり困難	ひどく困難
Q8	シャツを着たり脱いだりするのはどの程度困難ですか。	困難でない	少し困難	中程度困難	かなり困難	ひどく困難
Q9	ズボンやパンツを着たり脱いだりするのはどの程度困難ですか。	困難でない	少し困難	中程度困難	かなり困難	ひどく困難
Q10	トイレで用足しをするのはどの程度困難ですか。	困難でない	少し困難	中程度困難	かなり困難	ひどく困難
Q11	お風呂で身体を洗うのはどの程度困難ですか。	困難でない	少し困難	中程度困難	かなり困難	ひどく困難
Q12	階段の昇り降りはどの程度困難ですか。	困難でない	少し困難	中程度困難	かなり困難	ひどく困難
Q13	急ぎ足で歩くのはどの程度困難ですか。	困難でない	少し困難	中程度困難	かなり困難	ひどく困難
Q14	外に出かけるとき、身だしなみを整えるのはどの程度困難ですか。	困難でない	少し困難	中程度困難	かなり困難	ひどく困難
Q15	休まずにどれくらい歩き続けることができますか（もっとも近いものを選んでください）。	2～3km以上	1km程度	300m程度	100m程度	10m程度
Q16	隣・近所に外出するのはどの程度困難ですか。	困難でない	少し困難	中程度困難	かなり困難	ひどく困難
Q17	2kg程度の買い物（1リットルの牛乳パック2個程度）をして持ち帰ることはどの程度困難ですか。	困難でない	少し困難	中程度困難	かなり困難	ひどく困難
Q18	電車やバスを利用して外出するのはどの程度困難ですか。	困難でない	少し困難	中程度困難	かなり困難	ひどく困難
Q19	家の軽い仕事（食事の準備や後始末、簡単なかたづけなど）は、どの程度困難ですか。	困難でない	少し困難	中程度困難	かなり困難	ひどく困難
Q20	家のやや重い仕事（掃除機の使用、ふとんの上げ下ろしなど）は、どの程度困難ですか。	困難でない	少し困難	中程度困難	かなり困難	ひどく困難
Q21	スポーツや踊り（ジョギング、水泳、ゲートボール、ダンスなど）は、どの程度困難ですか。	困難でない	少し困難	中程度困難	かなり困難	ひどく困難
Q22	親しい人や友人とのおつき合いを控えていますか。	控えていない	少し控えている	中程度控えている	かなり控えている	全く控えている
Q23	地域での活動やイベント、行事への参加を控えていますか。	控えていない	少し控えている	中程度控えている	かなり控えている	全く控えている
Q24	家の中で転ぶのではないかと不安ですか。	不安はない	少し不安	中程度不安	かなり不安	ひどく不安
Q25	先行き歩けなくなるのではないかと不安ですか。	不安はない	少し不安	中程度不安	かなり不安	ひどく不安
	解答数を記入してください　→	0点＝	1点＝	2点＝	3点＝	4点＝
	回答結果を加算してください　→	合計		点		

図 2. ロコモ 25
（ロコモパンフレット 2015 年版 p. 7～8 より許可を得て引用）

表 2. PCS(pain catastrophizing scale)

この質問紙では，痛みを感じている時のあなたの考えや感情についてお聞きします．以下に，痛みに関連したさまざまな考えや感情が 13 項目あります．痛みを感じている時に，あなたはこれらの考えや感情をどの程度経験していますか．あてはまる数字に○をつけてお答え下さい．

	全くあてはまらない	少しあてはまる	どちらともいえない	あまりあてはまらない	非常にあてはまる
1. 痛みが消えるかどうか，ずっと気にしている．	0	1	2	3	4
2. もう何もできないと感じる．	0	1	2	3	4
3. 痛みはひどく，決して良くならないと思う．	0	1	2	3	4
4. 痛みは恐ろしく，痛みに圧倒されると思う．	0	1	2	3	4
5. これ以上耐えられないと感じる．	0	1	2	3	4
6. 痛みがひどくなるのではないかと怖くなる．	0	1	2	3	4
7. 他の痛みについて考える．	0	1	2	3	4
8. 痛みが消えることを強く望んでいる．	0	1	2	3	4
9. 痛みについて考えないようにすることはできないと思う．	0	1	2	3	4
10. どれほど痛むかということばかり考えてしまう．	0	1	2	3	4
11. 痛みが止まって欲しいということばかり考えてしまう．	0	1	2	3	4
12. 痛みを弱めるために私にできることは何もない．	0	1	2	3	4
13. 何かひどいことが起きるのではないかと思う．	0	1	2	3	4

（文献 11 より許可を得て引用）

3．心理的機能について

1）HADS(hospital anxiety and depression scale)不安・抑うつ評価尺度

HADS は Zigmond により開発された，一般外来に身体症状を訴えて来院する患者の不安と抑うつを評価する質問票である．不安(HADS-A)および抑うつ(HADS-D)のそれぞれ 7 項目の設問を 0〜3 点で採点し，合計がそれぞれ 0〜21 点となり，高いほど不安と抑うつが強いことを示す．11 点がカットオフ値とされている．不眠，食欲不振，性的関心の低下などの身体疾患に左右される項目は含まれていないため，身体疾患やその他の理由で身体的影響が認められる場合に，この尺度は有効である．設問に反転項目(通常は数字が大きいほど重症度が高いが，設問によってはそれが逆になっている)も配置されており，回答者が悪いほうに回答してしまうことを避ける工夫がされている．日本語版の使用に関しては，北村による翻訳[8]した項目が掲載されており，引用することで使用が可能となっている．日本語版 HADS の

Cronbach の α 係数は，HADS-A で 0.77，HADS-D で 0.79[9]である．

2）PCS(pain catastrophizing scale)痛みに対する破局的思考評価尺度（表 2）

痛みの経験を否定的に捉える傾向である破局的思考は，疼痛の維持因子とされる．Sullivan らは痛みの破局的思考に関する 13 項目からなる質問票[10]を作成した．各項目を 0(全くあてはまらない)〜4(非常にあてはまる)の 5 段階で評価し，合計 0〜52 点満点となる．カットオフ値は設定されていないが，健常大学生の平均値は 21.4(標準偏差 9.9)となっている．下位尺度として，「反芻」「拡大視」「無力感」がある．それぞれ，痛みに対して繰り返して考える傾向，痛みの脅威性を増加させてしまう傾向，痛み対して無力に感じる傾向を反映する．松岡らの日本語版作成の検討[11]において，項目 1 は原著では無力感であったが，反芻に分類され，日本語版での下位尺度の検討の際に注意を要する．松岡らは，PCS が痛みの重篤さや生活障害の程度を予測し，下位尺度の反芻が痛みの

現時点で「痛みはあってもこれらの事柄ができる」という自信の程度を教えて下さい。

0は「まったく自信がない」、6は「完ぺきな自信がある」です。それぞれの項目の下の番号を1つ選んで○をつけてください

記入例

0　　　1　　　2　　　③　　　4　　　5　　　6

全く自信がない　　　　　　　　　　　　　　　　　完ぺきな自信がある

この質問票は以下の事柄をあなたが今まで実際に行ってきたかどうかではなく、「痛みはあるけれども、現時点でこれらの事柄を行える自信がどの程度あるか」を尋ねるものです。

1　痛みがあっても物事を楽しめる。

0　　　1　　　2　　　3　　　4　　　5　　　6

全く自信がない　　　　　　　　　　　　　　　　　完ぺきな自信がある

2　痛みがあっても家事のほとんど(掃除や皿洗いなど)をこなせる。

0　　　1　　　2　　　3　　　4　　　5　　　6

全く自信がない　　　　　　　　　　　　　　　　　完ぺきな自信がある

3　痛みがあっても友達や家族とこれまで通りに付き合える。

0　　　1　　　2　　　3　　　4　　　5　　　6

全く自信がない　　　　　　　　　　　　　　　　　完ぺきな自信がある

4　ほとんどの場合痛みに対応できる。

0　　　1　　　2　　　3　　　4　　　5　　　6

全く自信がない　　　　　　　　　　　　　　　　　完ぺきな自信がある

5　痛みがあっても何か仕事ができる(仕事には家事も報酬のある仕事もない仕事も含む)。

0　　　1　　　2　　　3　　　4　　　5　　　6

全く自信がない　　　　　　　　　　　　　　　　　完ぺきな自信がある

6　痛みがあっても趣味や気晴らしなどの楽しいことがたくさんできる。

0　　　1　　　2　　　3　　　4　　　5　　　6

全く自信がない　　　　　　　　　　　　　　　　　完ぺきな自信がある

7　薬がなくても痛みに対応できる。

0　　　1　　　2　　　3　　　4　　　5　　　6

全く自信がない　　　　　　　　　　　　　　　　　完ぺきな自信がある

8　痛みがあっても人生の目標のほとんどを達成できる。

0　　　1　　　2　　　3　　　4　　　5　　　6

全く自信がない　　　　　　　　　　　　　　　　　完ぺきな自信がある

9　痛みがあってもふつうに生活できる。

0　　　1　　　2　　　3　　　4　　　5　　　6

全く自信がない　　　　　　　　　　　　　　　　　完ぺきな自信がある

10　痛みがあっても徐々に活動的になれる。

0　　　1　　　2　　　3　　　4　　　5　　　6

全く自信がない　　　　　　　　　　　　　　　　　完ぺきな自信がある

図 3. PSEQ(pain self-efficacy questionnaire)

（文献 13 より許可を得て引用）

重篤さを，無力感が生活障害の程度を予測したとしている．日本語版の Cronbach の α 係数は，全体で 0.89，反芻で 0.80，拡大視で 0.65，無力感で 0.81 であり，拡大視の α 係数がやや低かった[11]．

3）PSEQ(pain self-efficacy questionnaire) 痛みに対する自己効力感評価尺度（図 3）

自己効力感(self-efficacy)とは，自分は一連の行動をうまく遂行できる，または与えられた状況の中で望ましい結果を出すために期待された行動を実行できるという個人の信念をいう(Bandura)．自己効力感の低さは疼痛の維持因子とされる．Nicholas は痛みがあってもその動作を行うことができる自信の程度を評価する，痛みに関する自己効力感の質問票[12]を作成した．10 設問を 0 点(全く自信がない)〜6 点(完璧な自信がある)の 7 段階で評価する．合計点数が 0〜60 点となり，得点が高いほど痛みに関する自己効力感が高いことを示す．カットオフ値は設定されていないが 17 点未満は問題あり，40 点以上で良好とされている[12]．慢性疼痛患者における日本語版 PSEQ の Cronbach α 係数は 0.94[13]である．

4．QOL について

1）EQ-5D(EuroQOL-5 Dimensions)（表 3）

健康関連 QOL 尺度には，選好に基づく一次元の尺度と，健康を多次元に測定するプロファイル型尺度の 2 つに分けられる．EQ-5D は前者に属し，EuroQol group が開発し，日本版も存在する[14]．EQ-5D は 5 項目法と視覚評価法の 2 部からなるが，効用値が求められるのは 5 項目法である．健康効用値は死亡を 0，完全な健康を 1 とした間隔尺度であり，多次元の健康構成領域を一元的な数値で表わすことが可能である．5 項目法では，あらゆる健康状態を，「移動の程度」「身の回りの管理」「普段の活動」「痛み/不快感」「不安/ふさぎ込み」の 5 つの領域に分解し，それぞれについて 3 段階に基づいて記述する．すなわち，3 の 5 乗である 243 の健康状態に「意識不明」と「死」を加えた 245 の健康状態を間隔尺度として弁別することが可能である．例えば，歩き回るのに問題はない(レ

ベル 1)，洗面や着替えを自分でできない(レベル 3)，普段の活動を行うのにいくらか問題がある(レベル 2)，ひどい痛みや不快感がある(レベル 3)，中等度に不安あるいはふさぎ込んでいる(レベル 2)の場合，健康状態は 13232 と記述され，効用換算表により，健康効用値が求められる．質調整生存年(quality-adjusted life year；QALY)は医療技術の経済評価に用いられるが，EQ-5D はその算出に用いるための QOL 値を提供できる．従来の 3 段階のバージョンは EQ-5D-3L と呼ばれるが，それは感度が十分とは言えないことや，回答が高得点に集まってしまう天井効果が課題とされていたため，各項目を 5 段階に変更した EQ-5D-5L が開発された[15]．なお，日本語版の調査票を使用する際には EuroQol Group のウェブページから使用申し込みが必要である〔https://www.euroqol.org/〕.

5．その他

1）AIS(Athens insomnia scale)アテネ不眠尺度

アテネ不眠尺度は不眠の重症度を評価するため，WHO の国際疾病分類第 10 版(ICD-10)の診断基準に基づいて作成された質問票[16]である．寝付き，夜間中途覚醒，総睡眠時間，早朝覚醒，総

表 3．EQ-5D(EuroQOL-5 Dimensions)

> **移動の程度**
> ・私は歩き回るのに問題はない
> ・私は歩き回るのにいくらか問題がある
> ・私はベッド(床)に寝たきりである
> **身の回りの管理**
> ・私は身の回りの管理に問題はない
> ・私は洗面や着替えを自分でするのにいくらか問題がある
> ・私は洗面や着替えを自分でできない
> **ふだんの活動**(例：仕事，勉強，家事，家族・余暇活動)
> ・私はふだんの活動を行うのに問題はない
> ・私はふだんの活動を行うのにいくらか問題がある
> ・私はふだんの活動を行うことができない
> **痛み/不快感**
> ・私は痛みや不快感はない
> ・私は中程度の痛みや不快感がある
> ・私はひどい痛みや不快感がある
> **不安/ふさぎ込み**
> ・私は不安でもふさぎ込んでもいない
> ・私は中程度に不安あるいはふさぎ込んでいる
> ・私はひどく不安あるいはふさぎ込んでいる

(文献 14 より許可を得て引用)

睡眠時間，全般的な睡眠の質，日中の気分，身体的および精神的な日中の活動，日中の眠気の8項目で構成されている．各項目を4段階（0～3点）で評価し，その合計を求める．総計0点から，最重症が24点となり，大きいほど不眠の程度が高く，6点以上で不眠症の疑いとされる．AISは夜の不眠だけでなく，日中の機能の評価が可能である．オピオイドや抗うつ剤などの副作用や過量などの眠気があるが，その評価に参考となるであろう．その他の睡眠の評価としては，主観的な眠気を測定するエップワース眠気尺度，睡眠の質を評価するピッツバーグ睡眠質問票などがある．慢性疼痛患者における日本語版AISのCronbachのα係数は0.87[17]である．

2）ZARIT 介護者負担尺度

付き添いがある患者に対してZARIT介護者負担尺度も施行されている．

質問票の運用に際しての留意点

質問票を施行前に良好な患者-医療者関係を構築することは言うまでもないと思われる．質問の内容によっては，良好な関係がないと，回答が困難場合もある．器質的要因を確信している被検者に心理的な質問が含まれた質問票に回答してもらうことは，その後の治療関係に影響を与える可能性があるので，事前に十分な説明が必要となる．また，退職者や主婦に仕事の内容について聞いたり，またその逆に勤労者に家事について質問したりすることは，記入漏れを生じやすい．検者は用いている質問票の内容を熟知し，被検者に答えにくい質問がないかを事前に把握し，もしそのような質問がある場合には，「あなたは家事をあまりしないかもしれないが，もするとしたらと想定して答えてください」など，予め説明しておくと，欠損値が生じにくいと思われる．

質問票の前提として，被検者および検者にとって負担が少ないものが望ましい．慢性疼痛で辛い思いをしている被検者に，何百項目もの質問に回答を要求することは現実的でない．回答すること自体が負担となると，機械的な回答になって，評価が参考にならない可能性も否定できない．また医療者にとっても，特に紙ベースで質問票を運用していると，採点が負担になる場合がある．それには，タブレット端末やウェブブラウザなどを応用し，採点が自動的に行われるようにしたり，記入漏れがあると次に進めないようなシステムにしたりすることも肝要であろう．ただし，検者がタブレット端末やウェブブラウザに対応できない場合は特別な配慮が必要である．

質問票の解答は，通常外来の待ち時間に行われる場合が多いと思われる．被検者によっては医療者の補助がいる場合があるかもしれない．医療経済的には質問票の施行で保険請求ができることが望ましいが，臨床心理・神経心理検査（D284 人格検査 D285 認知機能検査その他の心理検査）の項目に，本稿で引用した質問票はなく，保険請求はできない．

質問票には信頼性と妥当性の検討が不可欠である．信頼性とはその測定が一貫性を持っているか，色々な状況であっても，どんなときにも同じ方法で測れるかということである．妥当性とは，その測定が測ろうとしているものを実際に測っているかということである．信頼性検討に用いられるCronbachのα係数が一般に0.8以上であれば内的整合性があると言われる．信頼性の検討も慢性疼痛患者においてなされていることが理想であるが，そうでない場合もある．

質問票によっては，無料で使用できるものと，質問票が有料なもの，使用料や許諾が必要なもの，および，使用に際して登録が必要なものなどがある．開発者などに事前に確認が必要である．

自己記入式の質問票は簡便であるが，様々なバイアスがあり得る．治療者に良く見せたい（またはその逆）という意図がある場合や治療者への遠慮から回答が偏る場合も想定しておくべきである．性格テストなどの質問票では虚偽尺度が設問に含まれており，質問票の全体の解釈に参考になることがある．虚偽尺度とは，「後悔したことはな

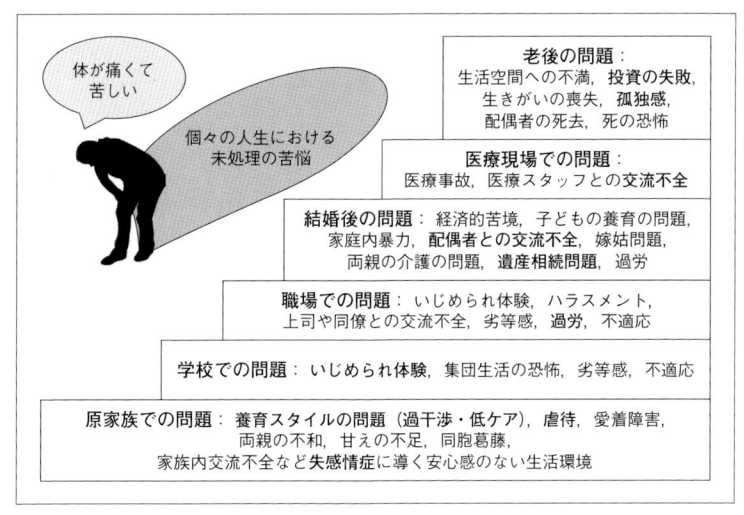

図 4. 慢性痛に影響を与える心理社会的因子
—重症例における人生を通じた問題の重層化—
（文献 18 より許可を得て引用）

い」「約束を破ったことはない」という設問で，通常 No を選択するが，良く見せようという意図があると，この設問群の Yes が増え，被検者の良く見せたいという意図を示唆し，その他の設問の解釈に注意を要する．

　身体機能の質問票でほとんど何もできないという評価の被検者の中に，実際には交通機関を使って外来まで介助なしに来ることができている被検者もいる．このような質問票の結果と，検者の印象との違いは，被検者特有の状況や痛みの捉え方を表わし，注目すべき点となるかもしれない．

　すべての選択肢が，数字が多くなると悪い順番になっていると，質問票の全体を見て，被検者にも一見して点数の高さが認識されてしまう場合がある．その場合は HADS であったような反転項目が混じっていると，一見して選択の偏りが認識できず，バイアスが入りにくいかもしれない．また将来的には，IT 技術の応用で，設問の順番をランダムにできれば，繰り返して質問票を施行する場合のバイアスを低くでき，選択肢の反転を適宜で挿入できれば，選択肢の偏りも排除できるかもしれない．

　本稿で取り上げた質問票で，PDAS とロコモ 25 以外の原盤は英語で開発され，日本語に翻訳されたものである．翻訳された質問票は，細かいニュアンスがうまく翻訳できない可能性があり，また文化背景の違いは設問の内容が本邦では不適切な場合や，答えにくい設問がそのまま翻訳され，欠損値（記入漏れ）が生じやすいことにつながることもある．具体的には，性生活についての設問は本邦では記入漏れが生じやすいと思われる．IMMAPCT recommendation[2)3)] も著者のほぼすべてが英語圏であり，英語圏以外の言語圏，文化圏の違いに必ずしも配慮されていない可能性がある．

　痛みがこじれて慢性化する因子は多様である．質問票の種類は限りがあり，すべてを網羅できるわけではない．その点で質問票の結果を絶対視せず，質問票でカバーしている因子以外にも慢性化する因子[18)]があることを念頭に置きながら，診療を進めるべきと思われる．心理社会因子というと心理面，環境面に注目しがちだが，行動面についても配慮すべきと思われる．ペーシングの障害と言われる強迫的な行動は，慢性疼痛を引き起こすことがある．これは詳細な問診で捉えられることがあるが，このための日本語の質問票は渉猟し得た限りなかった（英語版については POAM-P，PARQ などがある）．さらに，それの背景といわれる身体科が触れにくい特有の生育歴などについても配慮すべき因子であると思われる（図 4）．

質問票から得られたデータの応用

　近年 AI の進歩が著しいが，その背景に大量の
データ（ビッグデータ）の収集が可能になってきた
ことも一因とされる．臨床の現場では診療に際し
てデータが蓄積されるが，スマートフォンを応用
したデータ収集が可能となりつつある．認定
NPO 法人いたみ医学情報センターはモバイルマ
イカ[19]というアプリを配信している．このアプリ
は身長，体重，歩数などの情報とともに簡便な質
問票（SSS-8, painDETECT, Keele STarT Back,
EQ-5D-3L）を時系列にデータを蓄積でき，かつ
専門医療機関と連携が取れるようになっている．
このアプリのデータを応用すれば，外来受診時の
様子だけでなく，受診の間の生活の状況の把握も
可能となり，新たな知見が得られる可能性があ
る．通常，様々な被検者に対して一律の共通質問
票を適応しているが，データの蓄積が進むと，は
じめのスクリーニングの質問の結果を基に，その
後質問を動的に変えて，被検者ごとにより詳細な
評価ができるようなシステムができるかもしれな
い．さらに，愛知医科大学痛みセンターでは，慢
性疼痛に対する集学的治療を行い，同時に本稿で
引用した共通質問票でデータを蓄積しているが，
その集学的治療のスキルおよび質問票のデータを
AI に学習させる試みも進行中である[20]．これによ
り慢性疼痛の治療における言語化しにくいスキル
が可視化され，集学的痛みセンターの治療のスキ
ルが一般臨床の現場に還元されることが可能にな
るかもしれない．また，AI により，クリニックで
対応可能な患者はクリニックへ，集学的治療が必
要な方は集学的痛みセンターへとトリアージがで
きれば，効率的な医療資源の活用につながり，医
療経済的な効果も期待される．

おわりに

　「今日世界に存在する問題は，それを作った考
えのレベルでは解決できない（アインシュタイ
ン）」といわれる．痛みそのものだけに注目するの

ではなく，質問票から把握できる痛み以外の視点
が慢性疼痛の治療の糸口になるかもしれない．ま
た，「知って行わざるは，知らざるに同じ（貝原益
軒）」といわれる．もし質問票を活用されていない
場合には，何か 1 つの質問票を試してみることか
らはじめてみてはいかがだろうか．

文　献

1) 北原雅樹：痛みの定義．日本疼痛学会（編），痛み
　の集学的診療：痛みの教育コアカリキュラム，pp.
　14-21，真興交易（株）医書出版部，2016.
2) Dworkin RH, et al：Core outcome measures for
　chronic pain clinical trials：IMMPACT recom-
　mendations. *Pain*, **113**：9-19, 2005.
　Summary その他の recommendations は
　〔http://www.immpact.org/publications.html〕を
　参照．
3) Taylor AM, et al：Assessment of physical func-
　tion and participation in chronic pain clinical tri-
　als：IMMPACT/OMERACT recommendations.
　Pain, **157**：1836-1850, 2016.
　Summary table 3 に身体機能に関する質問票の
　長大なリストがある．
4) 青野修一ほか：痛みセンター共通問診システムを
　用いた集学的治療の介入効果，日運動器疼痛研会
　誌．**6**：S34，2014.
5) 有村達之ほか：疼痛生活障害評価尺度の開発．行
　動療研，**23**：7-15，1997.
6) 公益社団法人日本整形外科学会：ロコモパンフ
　レット 2013 年度版〔https://locomo-joa.jp/
　check/pdf/locomo_pf2013.pdf〕（最終閲覧日
　2019/5）
7) Seichi A, et al：Development of a screening tool
　for risk of locomotive syndrome in the elderly：
　the 25-question Geriatric Locomotive Function
　Scale. *J Orthop Sci*, **17**：163-172, 2012.
8) Zigmond AS, et al. 北村俊則（訳）：Hospital Anxi-
　ety and Depression Scale（HAD尺度），精神科診
　断．**4**：371-372，1993.
9) Kaguya A, et al：Screening for psychological
　distress in Japanese cancer patients. Jpn *J Clin
　Oncol*, **28**：333-338, 1998.
10) Sullivan, MJL et al：The Pain Catastrophizing
　Scale： Development and validation. *Psychol*

Assess, **7**：524-532, 1995.

11）松岡紘史ほか：痛みの認知面の評価：Pain Cata-strophizing Scale 日本語版の作成と信頼性および妥当性の検討. 心身医, **47**：95-102, 2007.

12）Nicholas MK：The pain self-efficacy question-naire：Taking pain into account. *Eur J Pain,* **11**：153-163, 2007.

13）Adachi T, et al：Validation of the Japanese Ver-sion of the Pain Self-Efficacy Questionnaire in Japanese Patients with Chronic Pain. *Pain Med,* **15**：1405-1417, 2014.

14）池田俊也, 池上直己：選好に基づく尺度(EQ-5D を中心に). 池上直己ほか編, 臨床のための QOL 評価ハンドブック, pp.45-49, 医学書院, 2001.

15）池田俊也ほか：日本語版 EQ-5D-5L におけるスコアリング法の開発. 保健医療科, **64**：47-55, 2015.

16）Soldatos CR, et al：Athens Insomnia Scale：

validation of an instrument based on ICD-10 criteria. *J Psychosom Res,* **48**：555-560, 2000.

17）Enomoto K, et al：Reliability and validity of the Athens Insomnia Scale in chronic pain patients. *J Pain Res,* **11**：793-801, 2018.

18）細井昌子：慢性疼痛難治例に対する段階的心身医学的治療. 心身医, **58**：404-410, 2018.
Summary　身体科からは思いも及ばないような慢性疼痛の心身医学的な病態把握, 治療が詳述されている.

19）認定 NPO 法人いたみ医学研究情報センター(運営・管理)：慢性痛問診システム「モバイルマイカ」.〔https://lp.mobilemaica.com/〕(最終閲覧日2019/5)

20）青野修一ほか：慢性疼痛に対する集学的治療とAI技術. 整・災外, **62**：261-267, 2019.

MB Med Reha **No.242**：**26-34**, 2019

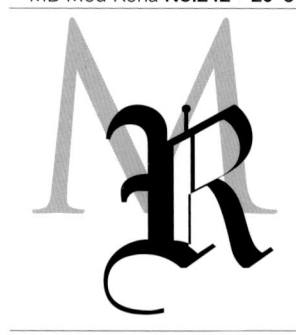

特集／運動器慢性疼痛マネージメントにおける
リハビリテーション診療の意義と重要性

慢性疼痛に対する運動療法の
最近のエビデンス

下 和弘*

Abstract 運動療法は患者の生活障害を改善するのみならず，疼痛を抑制する効果（exercise-induced hypoalgesia；EIH）を有している．また，重篤な副反応を引き起こす可能性が極めて低く，現在では運動療法は慢性疼痛治療の第一選択治療法に位置付けられている．運動器慢性疼痛のマネージメントにおいては，生物・心理・社会モデルに則った，セルフケアやアドヒアランスを重視した運動療法が求められる．運動療法を効果的に行うためには，痛みに対する患者教育を併用し，患者の運動や痛みに対する恐怖や不安を軽減して，身体を動かすことに対する安心感（reassurance）を与えることが必要となる．また，患者自身が能動的に運動療法を継続するためには，適切な評価に基づいた運動療法のベースラインの設定とペーシングが重要となる．

Key words 運動療法（exercise therapy），身体活動（physical activity），運動による疼痛抑制（exercise-induced hypoalgesia；EIH）

はじめに

運動療法は，筋力や柔軟性，全身持久力の向上によって患者の生活障害を改善させるだけでなく，心血管イベントやメタボリックシンドロームのリスク低減，骨密度の維持，認知機能や気分の改善といった様々な効果が期待される．さらに，近年は exercise-induced hypoalgesia；EIH と呼ばれるような，運動による疼痛抑制（鎮痛）が注目されており，運動療法によって運動器慢性疼痛患者の疼痛が軽減するといった報告が多くなされるようになっている．例えば，非特異的腰痛に対する運動療法の効果について調べたレビュー[1]では，疼痛の軽減と身体機能（脊椎可動性，筋力，筋持久力）の改善の間には関連が見いだせないと結論づけており，非特異的腰痛に対する運動療法の疼痛軽減効果は単純に筋骨格系の変化や身体機能

の向上によるものではなく，運動そのものに疼痛を抑える働きがあることが示されている．このような背景から，運動器慢性疼痛のマネージメントにおいて，運動療法の重要性は増しており，現在では運動療法は慢性疼痛治療の first line（第一選択治療法）に位置づけられている[2]．また，本邦の慢性疼痛治療ガイドライン[3]においても，慢性疼痛治療として運動療法を施行することが強く推奨されている．しかし，その一方で EIH のメカニズムの解明や運動器慢性疼痛患者への運動処方のアルゴリズムは確立されておらず，現在も様々な研究が進行中である．

運動による疼痛抑制効果

1．EIH のメカニズム

運動による疼痛抑制（鎮痛）は EIH と呼ばれ，1970 年代より報告されている．そのメカニズムに

* Kazuhiro SHIMO，〒 651-2180 兵庫県神戸市西区伊川谷町有瀬 518　神戸学院大学総合リハビリテーション学部理学療法学科，助教

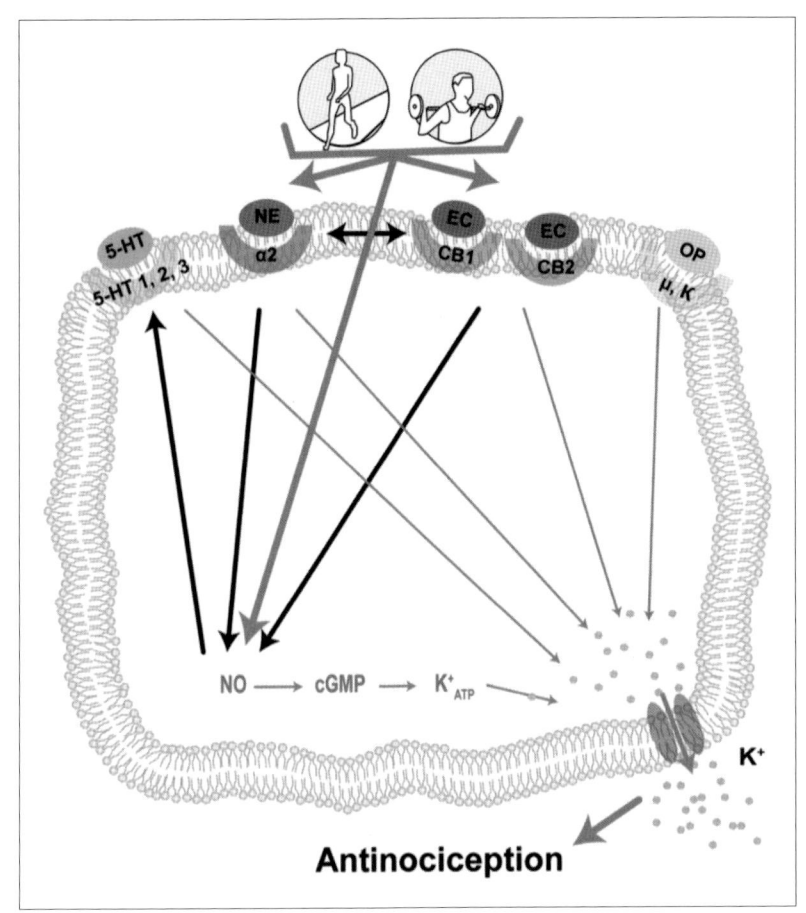

図 1. 運動による疼痛抑制時の内因性疼痛抑制システムの賦活
5-HT：セロトニン，NE：ノルアドレナリン，EC：エンドカンナビノイド，OP：オピオイド
それぞれの下に記載されているのはセロトニン，アドレナリン，カンノビノイド，オピオイドの受容体.

（文献 4 より引用）

ついては完全に解明されているわけではないが，ヒトおよび動物を対象とした基礎研究の結果から，オピオイドやノルアドレナリン，セロトニン，エンドカンナビノイドが関与して内因性疼痛抑制システムを作動させると考えられている[4]. また，運動によって産生される一酸化窒素（NO）によって NO/cGMP/K＋ATP pathway を介して疼痛を抑制すること[4]や，これらの系が影響し合うことが知られている（**図 1**）. さらに，運動によって末梢の免疫系に変化が生じることも疼痛抑制にかかわると考えられている[4]. つまり，運動によってマクロファージのフェノタイプが M1（細胞内寄生性病原体や腫瘍に対する生体の防御機構の役割を果たし，炎症性サイトカインを主に産生する）

から M2（障害組織の修復にかかわり，抗炎症性サイトカインを主に産生する）にシフトし，侵害受容器付近の炎症性サイトカインが減少し，抗炎症性サイトカインが増加することで疼痛感受性に変化を及ぼす. また，我々は運動を行うことで気分が良くなることを経験するが，その神経基盤の 1 つとして腹側被蓋野ドーパミンニューロンでのドーパミン産生の増加を介した脳報酬系の活性化[5]があり，EIH で重要な役割を担うと考えられている. その他，経頭蓋磁気刺激によって運動野を刺激することで前部帯状回や中脳水道灰白質などの疼痛関連脳領域の脳血流量が変化し，疼痛の軽減と相関すること[6]やランダム化比較試験によってシャム刺激と比べて有意に慢性顔面痛患者

の日常生活における疼痛症状の改善と下行性疼痛調整系の機能向上が認められたこと[7]などが報告されている．これらは直接的に運動の疼痛抑制効果を検証した研究ではないが，実際の身体運動が伴わない場合でも，運動野の活動がトリガーとなって内因性疼痛抑制システムを賦活させることがうかがえる．

2．運動器慢性疼痛マネージメントにおける運動療法のエビデンス

　運動療法や身体活動の増加を慢性疼痛のマネージメントとして実施することの有用性は多くの報告があり，広くコンセンサスが得られている[8)9)]．その効果について，過去の21編のシステマティックレビューをまとめた報告[10)11)]では，痛みの強さや身体機能，quality of life；QOL を改善させるとのエビデンスが示されている．また，運動療法や身体活動量増加を運動器慢性疼痛マネージメントとして行うことのメリットとして，副反応がほとんどない点は非常に重要と考えられる．運動によって筋肉の痛みや張り（遅発性筋痛）が発生することはあるが，それは介入を開始して数週間で治まる症状であり，その他の重篤な副反応の報告はなく，運動療法や身体活動量増加は慢性疼痛患者に安全に実施できるマネージメント方法といえる．このように，非常に高い有用性を示しているが，その効果量については「低い」から「中等度」という評価になっている．これは運動療法や身体活動増加の効果を検証している研究のサンプルサイズが十分でないことや，慢性疼痛の病態が非常に多様であり，適切なサブグループ化のもとで運動療法の効果が検証されていないことが影響していると考えられる．また，上記のエビデンスのもとになっているレビューでは，痛みが強い(6/10 または 60/100 以上)慢性疼痛患者を対象にした研究が少ないことから，非常に強い痛みを訴える慢性疼痛患者に対して，このエビデンスが適応できるかについては現時点では明らかではないことにも注意が必要である．実際に，難治性の慢性疼痛患者では下行性疼痛調整系の機能異常が生じてお

り，運動によって疼痛が抑制されないばかりか，かえって運動によって痛覚過敏が生じ，疼痛が誘発されることも報告されている[12)～17)]．ただし，この運動による痛覚過敏はウォーキングやサイクリング，水泳などの定期的な有酸素運動や日常生活の活動量・活動性を増やすことで改善し，疼痛抑制効果が得られることが示されている[18)]．そのため，運動療法を導入する場合には，一時的に疼痛が増悪する可能性について十分に説明を行い，患者が実施可能な適切な運動を処方，指導し，患者の身体活動アドヒアランスを良好に保つことを最大限援助することが医療者に求められる．また，ヒトの場合，運動による疼痛抑制には運動や痛みに対する恐怖や不安，破局的思考の軽減および自己効力感の向上といった心理状態や認知の変化も関与していると考えられる[19)～21)]．このような心理状態や認知の変化は運動の様式によらず共通するものであり，様式にかかわらず運動が疼痛抑制効果を示すことや身体機能の改善を伴わなくても疼痛が軽減することの理由の1つと考えられる．

　運動療法が運動器慢性疼痛マネージメントとして有用であることが示されている一方で，どの様式の運動が他の運動と比較して運動器慢性疼痛に有効であるのかについては明確なエビデンスは存在しない[22)～24)]．先述のように，運動器慢性疼痛に含まれる病態が広範であることが大きく影響していると考えられる．サンプルサイズの問題はあるが，対象を限定した検討では，線維筋痛症患者に対しては有酸素運動が筋力増強運動よりも痛みの軽減に有効であったとの報告[25)]や，非特異的慢性腰痛[26)]や頚部痛患者[27)]に対しては筋力増強運動やストレッチングが有酸素運動よりも有効であったとの報告がある．また，非特異的の腰痛患者を対象とした報告では，運動療法は受動的な介入（徒手療法や非ステロイド性消炎鎮痛薬の内服など）と比べて痛みや能力障害を有意に軽減する[26)28)]ことや，2017 年に改訂された米国内科学会の腰痛に対する非薬物療法ガイドライン[29)]では，痛みの軽減にモーターコントロールエクササイズや太極拳，

ヨーガといった運動の有効性が示されている．これらは，患者自身が能動的に運動療法に取り組むことや，単純な身体運動ではなく意識や注意を身体や運動に向ける手続きを加えることが治療効果を高める要素となっている可能性を示していると考える．

運動器慢性疼痛に対する運動療法

1．生物・心理・社会モデルに則った運動療法の考え方

疼痛，特に慢性疼痛では，「生物・心理・社会モデル」に則ったマネージメントが必要であり，運動療法においては，「セルフケア」「アドヒアランス」が重要となる．つまり，運動器慢性疼痛に対する運動療法では，患者自身が自宅などで継続的に運動を行えるようにホームエクササイズを指導することが中心となる．患者の機能レベルや痛みが増悪・緩解する姿勢や動作，環境，これまでの運動経験を考慮して，ホームエクササイズとして実施しやすい運動を処方することが必要[30]であり，そのためには患者の身体機能や活動レベル，生活環境を十分に評価しなければならない．また，患者の運動に対する嗜好や治療目標に関連したホームエクササイズであることがアドヒアランスを向上させる要因となる[31]ため，患者個々人に合ったテーラーメイドの運動処方が望ましいと考える．運動を指導する際には，運動の種類や回数，時間はもとより，運動のスピードや範囲，正確性など運動の特徴や詳細を患者に伝えることが必要であり，実際に患者自身で実施できるか確認しなければならない．

2．運動処方の指針（表1）[32]

運動療法の原則は上記の通りであり，具体的なホームエクササイズは患者によって異なるが，運動療法のなかで代表的な有酸素運動と筋力増強運動について処方の指針を以下に示す．

1）有酸素運動

1回当たり20分〜60分で週2回以上の有酸素運動を6週間以上継続すると症状改善や機能向上が十分見込まれることが報告されている[33,34]．有酸素運動は精神心理的な健康問題，認知や代謝機能の改善にも有効であることが知られており，運動器慢性疼痛患者ではこれらの合併症を有していることがあり，その点からも有酸素運動の処方が推奨される．歩行（ウォーキング）は最も代表的な有酸素運動であり，特別な機器やスキルを必要とせず，強度の調節も容易なことから導入しやすい．また，単純に歩行を行うだけでなく，歩行時の身体感覚や各身体部位の運動へ意識・注意を向ける課題を付加することも容易で，患者に応じたホームエクササイズの設定が可能である．

2）筋力増強運動

筋力増強運動は身体の一部分に一定以上の負荷をかけて行う運動であるため，有酸素運動よりも導入に抵抗を示す患者もいる．その場合，必ずしも運動療法導入初期から筋力増強運動を行わなくても，他の運動によって運動に対する心理的抵抗が減り，安心して実施できる自信がついてからの導入でも構わない．筋力増強運動の具体的方法は様々であるが，ホームエクササイズとして行う場合には，自重を用いた運動が広く用いられており，適切に回数や方法を調整することで負荷量を段階的に上げていくことも容易である．また，痛みを訴える部位とは別の部位の筋力増強運動を行うことでも全身的に疼痛抑制効果を得られる[35,36]ため，有痛部の運動で痛みの増悪の訴えが強い患者に対しても適応がある．

3）運動の強度

有酸素運動，筋力増強運動ともに低強度〜中等度の強度の運動で痛みや機能の改善が得られることが示されている[22,34,37〜39]．慢性の痛みのために長期間不活動となっていたような患者では，健常者で通常推奨されるような強度よりも低い強度で運動を開始することが必要となる場合が多い．ただし，高強度の運動を行った場合にも副反応を伴わずに痛みや機能の改善が得られている報告もある[22,39,40]ことから，高い身体機能が要求される仕事への復職や，スポーツやレジャー活動への復帰

表 1. 運動器慢性痛患者への有酸素運動および筋力増強運動の運動処方指針

有酸素運動	心拍数で運動強度を分類する. 低強度:最大心拍数の 40〜55%　中等度:最大心拍数の 55〜70%　高強度:最大心拍数の 70〜90%
頻度	週 2 回以上, 6 週間以上の継続
強度	低強度(自覚的疲労感が Borg 指数 8〜10)〜中等度(Borg 指数 11〜13) 仕事やスポーツなどへの復帰が目標となる場合は高強度(Borg 指数 14〜16)
時間	20〜60 分, 運動への耐性が低い場合には 20 分未満から始める. 連続でなく, 他の運動の合間に短い時間で組み入れても良い. (例, 筋力増強運動のセット間に 7 分×3 でウォーキングを行う)
種類	連続でリズミカルな運動で, できるだけ多くの筋を動員させるものが良く, 痛みなど症状を強くさせないものを選ぶ. (例:ウォーキング, ジョギング, 水泳, ダンスなど)
負荷量の増加	自覚的疲労感が Borg 指数 8〜10 から開始し, 運動への耐性が向上するにつれ Borg 指数 11〜13 まで漸増する. 高強度のトレーニングであれば Borg 指数 14 を目指す. 強度を上げるよりも時間を延ばすことを優先する. (例:トレッドミル歩行では傾斜をつけるよりも歩行時間を延ばしたり, 速度を上げる)
筋力増強運動	最大筋力の負荷量(1 repetition maximum ; 1 RM)をもとに強度を分類する. 低強度:40〜60%1 RM　中等度:60〜70%1 RM　高強度:70%1 RM 以上
頻度	週 2〜3 回, 6 週間以上の継続
強度	低強度(自覚的疲労感が Borg 指数 8〜10)〜中等度(Borg 指数 11〜13) 仕事やスポーツなどへの復帰が目標となる場合は高強度(Borg 指数 14〜16)
時間	低強度から中等度の運動では 15〜20 回の反復運動を 1〜2 セット行う. 運動の耐性が低い場合には回数を減らして調整する. 高強度の運動は 8〜12 回の反復運動を 1〜2 セット行う.
種類	痛みや症状が増悪しない範囲で, 鍛えることが必要な部位や大きな筋群をターゲットとした運動を行う. 自重を利用した運動, マシンやバンド, フリーウェイトの他, モーターコントロールを強化する運動などがある.
負荷量の増加	自覚的疲労感が Borg 指数 8〜10 から開始し, 運動への耐性が向上するにつれ Borg 指数 11〜13 まで漸増する. 高強度のトレーニングであれば Borg 指数 14 を目指す. 負荷を上げる際は重さよりも回数を, 運動の難度よりも時間を優先する.

(文献 32 より引用改変)

を目指す場合には段階的に強度を上げていき, 最終的には高強度の運動を処方することが適切となる場合もある.

3. 運動療法を実施するうえでの留意点

1) 運動療法を妨げる因子

運動器慢性疼痛に対する運動療法では,「セルフケア」「アドヒアランス」が重要であり, 患者自身が主体的に運動療法に取り組むことが望まれる. 医療者が運動療法の必要性を感じていても, 患者が運動療法へ参加する意欲が乏しい場合にはマネージメントは奏功しない. 表2に慢性疼痛患者が主体的に運動療法へ参加することを妨げる要因[41]を示す. これらは患者要因, 環境要因, 医療者要因に分けられる. 時間や適切な運動を行うためのサポートがないといった環境要因は慢性痛に限らず一般的な運動や身体活動を妨げる要因であ

るが, 患者要因や医療者要因については慢性痛特有のものであり, 特に対策が必要となる. なかでも, 痛みに関する患者教育や運動の必要性の理解は必須である. 近年, 慢性疼痛のマネージメントにおいて患者教育は重要視されており, 疼痛の神経生理・病態生理を十分に説明し, マネージメントの主体は医療者ではなく患者自身であること(セルフマネージメント・セルフケアの原則)を理解させる患者教育が必要である. また, 患者教育なかで, 運動や身体活動と疼痛の関係, 特に恐怖回避思考モデルに基づいた痛みの悪循環についても説明し, 運動に関する誤った認知(動かすと痛みが悪化する, 痛みがあるときには必ず安静にしなければならないなど)を是正することで運動療法をスムースに導入できる. 患者教育を運動療法と組み合わせることで, より痛みや機能の改善が

表 2. 運動療法の阻害要因

患者要因	痛み，特に中枢性の修飾を受けた痛み
	内因性疼痛調整系の機能異常
	恐怖回避思考
	過度のデコンディショニング
	神経科学に基づいた痛みに関する患者教育や中枢性感作についての理解の欠如
	運動が痛みを悪化させるという強い信念(思い込み)
	抑うつ
	低い自己効力感
環境要因	運動を行える場所の確保やそこへの移動が困難なこと
	運動をする時間がないこと(実質的にないか，そのように捉えているだけかにかかわらず)
	運動を行うことへの家族や職場のサポート不足
	セラピストなどの医療者へのアクセスが容易でないこと
医療者要因	生物医学的モデルへの過度のとらわれ
	精神・心理的因子や中枢神経系が痛みを修飾することへ配慮がなされていないこと
	医師とセラピストの連携不足
	運動療法を行う意義や価値について患者と医療者の間で十分なコミュニケーションがとれていないこと
	痛みについての患者教育が十分でないこと
	患者が安心して運動を行ったり適切なペーシングで運動負荷や活動性を向上させたりできるために必要なだけの支援を医療者が提供できていないこと

(文献 41 から引用改変)

得られるという報告[42][43]があり，慢性疼痛の病態を神経科学に基づいて説明を行い，身体活動性を維持，向上させるために患者に安心感を与える"reassurance"が重要視されている.

2）ベースラインの設定とペーシング

ホームエクササイズなどの運動を行うことで痛みが増悪すると患者の自己効力感が低下し，運動療法へのモチベーションが保てず，主体的に運動療法を行うことが困難となってしまう．そのため，特に運動療法を開始した初期では痛みを過度に増悪させない範囲でのホームエクササイズや身体活動量のベースラインを設定することが必要となる．長期間の不活動や強い恐怖回避思考の影響で，通常では痛みを増悪させないと考えられる範囲の運動でも痛みや不安を強く訴える患者もいる．そのため，初回ではストレッチングやリラクセーション法(深呼吸や姿勢の修正など)といった，ごく低負荷の運動を指導することや，活動量

計や日誌を用いて現在の身体活動のモニタリングを次回のセッションまでに行うことにとどめておくような場合もあり得る．痛みの増悪に対する不安や訴えが強く，どうしても医療者が適切な運動処方を行うことが困難な場合には，患者自身にどのくらいの運動ならできそうか選択させることも1つの手段となる[24]．痛みが増悪せずに運動や身体活動ができた経験はreassuranceや自己効力感の向上につながり，その後の負荷量増加への布石となる．ベースラインを設定した後は，段階的に運動や身体活動の負荷量を増加させるが，その際にも過度に痛みが増悪しない範囲でペーシングを保つことが重要である[44]．そのためには，運動や身体活動を量や時間で規定し，その日の調子にかかわらず決めた分だけ行うことが基本となる．また，段階的に負荷量は上げていくが，体調の変化や予期せぬイベントによって痛みが増悪したときには1つ前の段階に負荷量を落とすことを行う

表 3. 具体的な行動目標に基づいた活動性の向上

- ●現時点で患者が実行できるだけの運動や身体活動，機能のベースラインを明らかにする．
- ●安全かつ達成可能な範囲で運動や身体活動の負荷量を増やす．
- ●運動や身体活動はあらかじめ決めた内容を守り，調子が良くてもやり過ぎず，調子が悪くても減らさない．
- ●活動レベルは痛みによって決めるのではなく，前もって決めた行動目標（時間や運動の回数によって規定される）に基づいて決められる．
- ●患者が運動や身体活動を増やすことが難しいと感じたときには，達成可能なレベルまで行動目標を以前のものに戻すことを行う．また，そのように行うように事前に取り決めを行っておく．
- ●患者にあった適切な身体活動レベルの目標を設定し，達成していく過程で，痛みではなく自分自身で活動をコントロールできるようになることをゴールとする．

（文献 44 より引用改変）

（セットバック）．このようなセットバックのルールをあらかじめ決めて，患者と医療者で共有することも reassurance 効果を高め[45]，運動療法の継続を促すことになる．また，設定した運動や身体活動を達成できたことや，それによる身体機能やADL の変化について評価，賞賛するポジティブフィードバックを行い，運動療法へのモチベーションを維持，強化することが医療者に求められる．このように，ホームエクササイズとして行う具体的行動目標を患者とともに設定し，その遂行を支援することでアドヒアランスを高め，セルフケアが可能となる（**表 3**）．

文 献

1) Steiger F, et al：Is a positive clinical outcome after exercise therapy for chronic non-specific low back pain contingent upon a corresponding improvement in the targeted aspect(s) of performance? A systematic review. *Eur Spine J*, **21**：575-598, 2012.

2) Roos EM, et al：Osteoarthritis 2012 year in review：rehabilitation and outcomes. *Osteoarthritis Cartilage*, **20**：1477-1483, 2012.

3) 慢性疼痛治療ガイドライン作成ワーキンググループ：V．リハビリテーション．慢性疼痛治療ガイドライン作成ワーキンググループ（編）：慢性疼痛治療ガイドライン，pp.128-145，真興交易（株）医書出版部，2018.

4) Da Silva Santos R, et al：Endogenous systems involved in exercise-induced analgesia. *J Physiol Pharmacol*, **69**：3-13, 2018.
   Summary EIH のメカニズムに関する基礎研究をまとめた総説で現時点でのエビデンスを確認するのに適していると考える．

5) Kami K, et al：Activation of mesolimbic reward system via laterodorsal tegmental nucleus and hypothalamus in exercise-induced hypoalgesia. *Sci Rep*, **8**：11540, 2018.

6) Peyron R, et al：Motor cortex stimulation in neuropathic pain. Correlations between analgesic effect and hemodynamic changes in the brain. A PET study. *Neuroimage*, **34**：310-321, 2007.

7) Dall'Agnol L, et al：Repetitive transcranial magnetic stimulation increases the corticospinal inhibition and the brain-derived neurotrophic factor in chronic myofascial pain syndrome：an explanatory double-blinded, randomized, sham-controlled trial. *J Pain*, **15**：845-855, 2014.

8) Meeus M, et al：Moving on to movement in patients with chronic joint pain. Pain：Clinical Updates, 14, 1. 2016.〔iasp.files.cms-plus.com/AM/Images/PCU/PCU%2024-1.Meeus.WebFINAL.pdf〕

9) Jordan JL, et al：Interventions to improve adherence to exercise for chronic musculoskeletal pain in adults. *Cochrane Database Syst Rev*, **1**：1-62, 2010.

10) Geneen LJ, et al：Physical activity and exercise for chronic pain in adults：an overview of Cochrane Reviews. *Cochrane Database Syst Rev*, **24**：CD011279, 2017.

11) Puljak L, et al：Can Physical Activity and Exercise Alleviate Chronic Pain in Adults?：A Cochrane Review Summary With Commentary. *Am J Phys Med Rehabil*, **98**：526-527, 2019.

12) Meeus M, et al：Reduced pressure pain thresholds in response to exercise in chronic fatigue syndrome but not in chronic low back pain：an experimental study. *J Rehabil Med*, **42**：884-890, 2010.

13) Lannersten L, et al：Dysfunction of endogenous

pain inhibition during exercise with painful muscles in patients with shoulder myalgia and fibromyalgia. *Pain*, 151 : 77-86, 2010.

14) Van Oosterwijck J, et al : Lack of endogenous pain inhibition during exercise in people with chronic whiplash associated disorders : an experimental study. *J Pain*, 13 : 242-254, 2012.

15) Van Oosterwijck J, et al : Pain inhibition and postexertional malaise in myalgic encephalomyelitis/chronic fatigue syndrome : an experimental study. *J Intern Med*, 268 : 265-278, 2010.

16) Vierck CJ Jr, et al : The effect of maximal exercise on temporal summation of second pain (windup) in patients with fibromyalgia syndrome. *J Pain*, 2 : 334-344, 2001.

17) Meeus M, et al : Endogenous pain modulation in response to exercise in patients with rheumatoid arthritis, vpatients with chronic fatigue syndrome and comorbid fibromyalgia, and healthy controls : a double-blind randomized controlled trial. *Pain Pract*, 15 : 98-106, 2015.

18) Sluka KA : Peripheral and central mechanisms of chronic musculoskeletal pain. *Pain Manage*, 3 : 103-107, 2013.

19) Moseley GL, et al : Bodily illusions in health and disease : physiological and clinical perspectives and the concept of a cortical 'body matrix'. *Neurosci Biobehav Rev*, 36 : 34-46, 2012.

20) Wallwork SB, et al : Are people who do yoga any better at a motor imagery task than those who do not? *Br J Sports Med*, 49 : 123-127, 2015.

21) Wand BM, et al : Cortical changes in chronic low back pain : current state of the art and implications for clinical practice. *Man Ther*, 16 : 15-20, 2011.

22) Bennel KL, et al : A review of the clinical evidence for exercise in osteoarthritis of the hip and knee. *J Sci Med Sport*, 14 : 4-9, 2011.

23) Fransen M, et al : Exercise for osteoarthritis of the knee. *Cochrane Database Syst Rev*, 1 : CD004376, 2015.

24) Jones KD, et al : A comprehensive review of 46 exercise treatment studies in fibromyalgia (1988-2005). *Health Qual Life Outcomes*, 4 : 67, 2006.

25) Busch AJ, et al : Exercise for treating fibromyalgia syndrome. *Cochrane Database Syst Rev*, 4 : CD003786, 2007.

26) Hayden JA, et al : Systematic review : strategies for using exercise therapy to improve outcomes in chronic low back pain. *Ann Intern Med*, 142 : 776-785, 2005.

27) O'Riordan C, et al : Chronic neck pain and exercise interventions : frequency, intensity, time, and type principle. *Arch Phys Med Rehabil*, 95 : 770-783, 2014.

28) van Middelkoop M, et al : A systematic review on the effectiveness of physical and rehabilitation interventions for chronic non-specific low back pain. *Eur Spine J*, 20 : 19-39, 2011.

29) Chou R, et al : Nonpharmacologic Therapies for Low Back Pain : A Systematic Review for an American College of Physicians Clinical Practice Guideline. *Ann Intern Med*, 166 : 493-505, 2017.

30) Slade SC, et al : What are patient beliefs and perceptions about exercise for nonspecific chronic low back pain? A systematic review of qualitative studies. *Clin J Pain*, 30 : 995-1005, 2014.

31) Jordan JL, et al : Interventions to improve adherence to exercise for chronic musculoskeletal pain in adults. *Cochrane Database Syst Rev*, 1 : CD005956, 2010.

32) Booth J, et al : Exercise for chronic musculoskeletal pain : A biopsychosocial approach. *Musculoskeletal Care*, 15 : 1-9, 2017.

33) Busch AJ, et al : Exercise therapy for fibromyalgia. *Curr Pain Headache Rep*, 15 : 358-367, 2011.

34) O'Connor SR, et al : Walking exercise for chronic musculoskeletal pain : systematic review and meta-analysis. *Arch Phys Med Rehabil*, 96 : 724-734, 2015.

35) Burrows NJ, et al : Acute resistance exercise and pressure pain sensitivity in knee osteoarthritis : a randomised crossover trial. *Osteoarthritis Cartilage*, 22 : 407-414, 2014.

36) Vaegter HB, et al : Similarities between exercise-induced hypoalgesia and conditioned pain modulation in humans. *Pain*, 155 : 158-167, 2014.

37) Busch AJ, et al : Resistance exercise training for fibromyalgia. *Cochrane Database Syst Rev*, 12 : CD010884, 2013.

38) Häuser W, et al : Efficacy of different types of aerobic exercise in fibromyalgia syndrome : a

systematic review and meta-analysis of randomised controlled trials. *Arthritis Res Ther*, **12**：R79, 2010.

39) Kristensen J, et al：Resistance training in musculoskeletal rehabilitation：a systematic review. *Br J Sports Med*, **46**：719-726, 2012.

40) Limke JC, et al：Randomized trial comparing the effects of one set vs two sets of resistance exercises for outpatients with chronic low back pain and leg pain. *Eur J Phys Rehabil Med*, **44**：399-405, 2008.

41) Kroll HR：Exercise Therapy for Chronic Pain. *Phys Med Rehabil Clin N Am*, **26**：263-281, 2015.
Summary 慢性疼痛に対する運動療法に関する総説で, 臨床に実践するうえでの tips も記載されており非常に参考になる文献.

42) Moseley L：Combined physiotherapy and education is efficacious for chronic low back pain. *Aust J Physiother*, **48**：297-302, 2002.

43) Pires D, et al：Aquatic exercise and pain neurophysiology education versus aquatic exercise alone for patients with chronic low back pain：a randomized controlled trial. *Clin Rehabil*, **29**：538-547, 2015.

44) Andrews NE, et al：Activity pacing, avoidance, endurance, and associations with patient functioning in chronic pain：a systematic review and meta-analysis. *Arch Phys Med Rehabil*, **93**：2109-2121, 2012.

45) Traeger AC, et al：Effect of Primary Care-Based Education on Reassurance in Patients With Acute Low Back Pain：Systematic Review and Meta-analysis. *JAMA Intern Med*, **175**：733-743, 2015.

MB Med Reha **No.242**：35-38, 2019

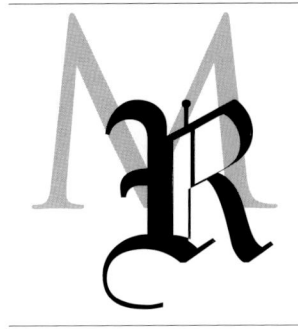

特集／運動器慢性疼痛マネージメントにおける
リハビリテーション診療の意義と重要性

運動器慢性疼痛のマネージメントにおける
運動療法・薬物療法以外の保存治療の効果

栁澤義和*

Abstract 慢性疼痛治療ガイドラインでは運動療法や薬物治療以外の保存治療に関してはエビデンスレベルの高い報告が少なく，推奨度は高くない．最近の文献を検討すると，装具療法は安全であるが除痛効果は 30％程度で，除去後の疼痛再燃が危惧される．牽引療法では柔軟性のあるフラットバック症候群に対して非侵襲的に矯正された報告や，徒手治療との併用で主に椎間板内の水分拡散を介して椎間板の生理機能に影響を与えることが確認された．また徒手療法は推奨される他の治療法と同程度の治療効果があり，機能的にも軽度の改善があると報告されている．しかし，筋骨格系の潜在的有害事象のリスクが危惧される．代替療法ではマッサージは弱い推奨度であるが，スレッド埋め込み鍼治療は慢性腰痛に対して有効であったと報告されている．しかし，安全性に課題がある．高いエビデンスの報告は，必ずしも我が国の医療環境と一致しないこともあり，我が国から発信されたエビデンスに基づいた治療法の確立が期待される．

Key words 慢性腰痛(chronic low back pain)，装具療法(orthotic therapy)，牽引療法(traction therapy)，物理療法(physical therapy)，代替療法(alternative therapy)

はじめに

慢性疼痛治療ガイドラインにおいて，運動療法や薬物治療以外の保存治療に関してはエビデンスレベルの高い報告が存在しなかったため，決して高い推奨度は得られなかった[1]．しかし実際の臨床現場では以前からコルセットやカラーなどの装具療法や牽引療法などを慢性疼痛患者に対して行ってきた歴史があり，現在でもこれらの保存治療を希望して外来を受診する慢性疼痛患者は決して少なくはない．今回，「運動器慢性疼痛のマネージメントにおける運動療法・薬物療法以外の保存治療の効果」という幅の広いテーマを頂いたため，慢性腰痛に対する保存治療に限って，最新の文献的評価を加味して検討した．

装具療法

慢性疼痛治療ガイドラインでは，腰部固定帯やコルセットについて，慢性腰痛治療効果を判断するためのエビデンスは不十分である[2]．低いエビデンスレベルながら，腰部固定帯を装着したストレッチングと，ストレッチング単独の実施では，8 週間後と 3 か月後の痛みと機能に対して効果に差はなかった[2]．また，腰部固定帯と物理療法を比較しても効果に明らかな差はない[3~5]．ただし，腰部固定帯の有害性や深刻な副作用について，その他のリハビリテーションや心理療法と同様，低いエビデンスレベルながら報告はない[6~10]．そのため推奨度なしとされた[1]．Boutevillain らは最近の報告で，成人の慢性腰痛患者で Modic type 1 に

* Yoshikazu YANAGISAWA，〒813-0017 福岡県福岡市東区香椎照葉 3-5-1　福岡みらい病院整形外科・脊椎脊髄病センター，センター長

対する硬性コルセットの治療効果を検討している[11]. 治療開始時, 5週目, 3か月目, 5か月目の4回評価し, コルセットは3か月目から徐々に除去した. その結果, 62名中49名（79%）に3か月目に少なくとも30%の疼痛減弱を認めた. またコルセット除去後2か月目に記録が定かであった46名中30名で疼痛の再燃を認めた. ただし統計学的, 臨床上, X線画像による変化と疼痛の変化とは一致していなかったと報告した. しかし, prospective randomized controlled trial が必要であるとしている.

牽引療法

神経根症状を有さない慢性腰痛に対する効果について, プラセボ治療または無治療群と比較して, わずかな疼痛軽減効果が認められている[12]ことから, 慢性疼痛治療ガイドラインでは2D（施行することを弱く推奨する）としている[1]. しかしHarrison らは最近, 腰痛と柔軟性のあるフラットバック症候群2症例に対する牽引療法の有効性を示した[13]. 腰痛と柔軟性のあるフラットバック症候群の若い成人男性2人を対象とし, 腰椎伸展牽引を実施した. 週に3〜5回, 16.5〜20週間施行した. また短期間の疼痛緩和のために, 最初の3週間, 回旋動作による腰椎徒手療法が行われた. 結果として, 2人とも腰椎前弯症の劇的な改善と同時に疼痛の減少を示した. 1人の患者は20週間で100回の治療において50°の前弯が改善し, もう1人は16.5週間以上70回の治療で26°の前弯が改善した. さらに仙骨底角, 骨盤傾斜および矢状面のバランスの改善も認めた. 1人の患者は, 健康状態の安定性とX線撮影におけるさらなる改善を示し, 脊柱前弯角は治療後10か月近く維持された. 本報告は, フラットバック症候群が非侵襲的に矯正された最初の報告であり, 今後症例数を増やしても同様の結果が得られるか, 興味深い. またMitchell らは, 腰椎椎間板症に対する物理療法の成果に関する最近のシステマティックレビューでは, 徒手治療や牽引などの理学療法介入

が椎間板に及ぼす生理的影響を測定し, これらの所見は長期持続し, さらに腰痛の予防にも影響を与える可能性が示唆されたと報告している[14]. 2014年12月までに発表された論文を文献検索した結果, 理学療法の介入が椎間板の生理機能に及ぼす影響を評価している8つの臨床試験が該当した. 動物モデルを用いた2件を含む3件の研究で, 30分の間欠牽引が椎間板の高さに及ぼす影響が調べられていた. また1つの in vivo 動物試験と2つのヒトを対象とした試験では, 静止摩擦による椎間板高の変化を評価していた. また3件の研究で, 腰椎の徒手療法と椎間板内の水分拡散の変化についての影響が調べられていた. すべての研究にて, 直接的または間接的に, それぞれの理学療法が主に椎間板内の水分拡散を介して椎間板の生理機能に影響を与えることが確認された. 最終的に, 理学療法が介入することで, 椎間板を健康に保つのに重要な水分拡散と分子輸送を介して, 椎間板の生理機能に影響を与える可能性があると結論付けている.

物理療法

慢性疼痛治療ガイドラインでは, 慢性疼痛と機能障害に対して, 物理療法が有効であるとするエビデンスは不足しており, 積極的な実施は推奨されないとしている. 具体的には, 温熱・冷感療法は2D（施行しないことを弱く推奨する）, 超音波療法, 経皮的末梢神経電気刺激療法（TENS）, 低出力レーザー治療（LLLT）は2C（施行することを弱く推奨する）としている[1].

徒手療法, 授動術

慢性疼痛治療ガイドラインでは, 慢性疼痛と機能障害に対して有効とするエビデンスが不足しており, 他の保存治療よりも効果があるとはいえず, 積極的な実施は推奨されないとなっている[1]. これに対してRubinstein らは, 慢性腰痛治療のための脊椎徒手療法の利点と有害性を無作為化対照試験の系統的レビューとメタアナリシスにて評価

した[15]．9,211 人の参加者を含む合計 47 件のランダム化比較試験を評価した．脊椎徒手療法と推奨される治療法を比較すると，中程度のエビデンスでは，短期間の疼痛緩和では脊椎徒手療法は他の推奨される治療法と同程度の治療効果があり，機能的には軽度の改善があることが示唆された．質の高いエビデンスでは，他の推奨されていない治療法と比較すると，脊椎徒手療法は少数では短期的な臨床上の除痛効果は認めないが，機能的には小から中程度の臨床的により良い改善を認めた．一般にこれらの結果は，補助療法としての脊椎徒手療法の中期から長期にかけての結果と同様である．また有害事象に関しては，約半数の研究が検討したが，体系的に記録されていなかった．観察された有害事象の大部分は筋骨格系のもので，一過性のものであり，そして軽度から中等度の重症度のものであった．しかしある研究では，データ安全監視委員会は，1 つの重大な有害事象が脊椎徒手療法に関連している可能性があると判断した．結論としては，慢性腰痛症に対して他の推奨される治療法と同程度の治療効果が認められるが，一方で推奨されない治療法よりも，短期間の機能的な改善という意味で脊椎徒手療法は良いようである．また臨床医は彼らの患者へ脊椎徒手療法に関連する有害事象の潜在的リスクについて知らせるべきであるとしている．

代替療法

　慢性疼痛治療ガイドラインでは，亜急性から慢性の腰痛に対する効果について，マニピュレーション，運動療法，リラクセーション，鍼治療，物理療法（TENS など）と比較して，短期間で弱い鎮痛効果や機能改善が得られるという中等度のエビデンスが示されている[16)17]．また，マッサージに運動療法，運動と患者教育，通常治療を組み合わせることは，それぞれを単独で行うよりも短期間の鎮痛に優れているという弱いエビデンスがある[16]．つまりマッサージ：2C（施行することを弱く推奨する）としている[1]．代替療法の中で鍼治療，特にスレッド埋め込み鍼治療（TEA）が慢性腰痛に対して有効であったとの文献を紹介する[18]．Lee らは TEA グループと鍼治療グループは時間依存的に Visual analog scale；VAS，Short-form McGill pain questionnaire；SF-MPQ，および Oswestry disability index；ODI スコアの有意な改善を示した．さらに，ODI に関しては，グループと時間の間に有意な相互作用が観察された．2 つのグループは 8 週間で異なるパターンの変化を示した．しかし統計学的には重篤な有害事象は発生せず，血液学的および生化学的検査結果は正常範囲内であったと報告した．

　しかし，北出らは埋没鍼は危険は部位に鍼が移動することもあり，また摘出困難なことから現在ではほとんど施行されていないし，施行すべきではないと言及している[19]．またその後，全身痛の治療を期待してペインクリニックを受診した患者の報告もしており，今後，慎重に検討すべきであると考える．

最後に

　慢性疼痛治療ガイドラインの作成時点では，報告が少なかった保存治療法などのエビデンスも少しずつではあるが証明されてきており，今後もガイドラインの改訂を通じて，より低侵襲な保存治療の確立が望まれる．問題は，エビデンスレベルの高い文献のほとんどは海外より発信されたものであり，我が国の医療環境と一致しないこともある．今後は，我が国から発信されたエビデンスレベルの高い報告に基づいた保存治療の確立が期待される．

文　献

1) 厚生労働行政推進調査事業費補助 慢性の痛み政策研究事業「慢性の痛み診療・教育の基盤となるシステム構築に関する研究」研究班（監），慢性疼痛治療ガイドライン作成ワーキンググループ ペインコンソーシアム：日本運動器疼痛学会，日本口腔顔面痛学会，日本疼痛学会，日本ペインクリ

ニック学会，日本ペインリハビリテーション学会，日本慢性疼痛学会，日本腰痛学会（編）：慢性疼痛治療ガイドライン 2018，真興交易（株）医書出版部，2018.

2) Chou R, et al：Noninvasive treatments for low back pain. AHRQ comparative effectiveness reviews. Agency for Healthcare Research and Quality, Rockville, No. 16-EHC004-EF, 2016.

3) Hsieh CY, et al：Functional outcomes of low back pain：Comparison of four treatment groups in a randomized controlled trial. *J Manipulative Physiol Ther*, **15**：4-9, 1992.

4) Doran DM, et al：Manipulation in treatment of low back pain：A multicenter study. *Br Med J*, **2**：161-164, 1975.

5) Coxhead CE, et al：Multicentre trial of physiotherapy in the management of sciatic symptoms. *Lancet*, **1**：1065-1068, 1981.

6) Qaseem A, et al：Noninvasive treatments for acute, subacute, and chronic low back pain：A clinical practice guideline from the American College of Physicians. *Ann Intern Med*, **166**：514-530, 2017.

7) Oleske DM, et al：Are back supports plus education more effective than education alone in promoting recovery from low back pain?：Results from a randomized clinical trial. *Spine*, **32**：2050-2057, 2007.

8) Calmels P, et al：Effectiveness of a lumbar belt in subacute low back pain：An open, multicentric, and randomized clinical study. *Spine*, **34**：215-220, 2009.

9) Sato N, et al：Effects of long-term corset wearing on chronic low back pain. *Fukushima J Med Sci*, **58**：60-65, 2012.

10) Castro-Sánchez AM, et al：Kinesio Taping reduces disability and pain slightly in chronic non-specific low back pain：A randomised trial. *J Physiother*, **58**：89-95, 2012.

11) Boutevillain L, et al：Short-term pain evolution in chronic low back pain with Modic type 1 changes treated by a lumbar rigid brace：A retrospective study. *Ann Phys Rehabil Med*, **62**：3-7, 2019.

12) Wegner I, et al：Traction for low-back pain with or without sciatica. *Cochrane Database Syst Rev*, **8**：CD003010, 2013.

13) Harrison DE, et al：Non-operative correction of flat back syndrome using lumbar extension traction：a CBP® case series of two. *J Phys Ther Sci*, **30**：1131-1137, 2018.

14) Mitchell UH, et al：Physiological effects of physical therapy interventions on lumbar intervertebral discs：A systematic review. *Physiother Theory Pract*, **33**：695-705, 2017.

15) Rubinstein SM, et al：Benefits and harms of spinal manipulative therapy for the treatment of chronic low back pain：systematic review and meta-analysis of randomised controlled trials. *BMJ*, **13**：l689, 2019.

16) Furlan AD, et al：Massage for low-back pain. *Cochrane Database Syst Rev*；**4**：CD001929, 2008.

17) Yoon YS, et al：Development and application of a newly designed massage instrument for deep cross-friction massage in chronic non-specific low back pain. *Ann Rehabil Med*, **36**：55-65, 2012.

18) Lee HJ, et al：Efficacy and safety of thread embedding acupuncture for chronic low back pain：a randomized controlled pilot trial. *Trials*, **12**：680, 2018.

19) 北出利勝ほか：特殊な鍼治療法の紹介．明治鍼灸医，**28**：1-8, 2001.

MB Med Reha **No.242**：39-43, 2019

特集／運動器慢性疼痛マネージメントにおける
リハビリテーション診療の意義と重要性

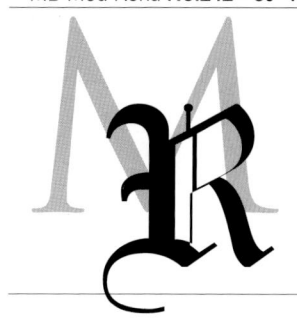

運動器慢性疼痛における心理療法

本谷　亮*

Abstract　運動器慢性疼痛における心理療法の中でも認知行動療法は，治療効果が実証され，国内外における標準的治療として推奨されている．認知行動療法とは，慢性化の心理社会的要因を包括的に理解し，症状や生活障害の緩和に結びつく適応的な認知や行動の獲得，および環境の整備を行うものである．また認知行動療法は，背景理論や治療内容の違いから3つの世代（第1世代：行動療法，第2世代：認知療法・認知行動療法，第3世代：ACT（acceptance & commitment therapy）・マインドフルネス）に分かれて表現されることがあり，様々な技法が開発されている．治療では，どの患者にも共通した治療プログラムを提供するというよりは，患者個々人の状態に即して，効果が実証されている技法を組み合わせて行うことが一般的である．本邦では，診療環境や資源の制限に伴う問題や教育体制の問題から，認知行動療法が十分に浸透しているとはいえず，今後の普及と実践が期待される．

Key words　認知行動療法（cognitive behavioral therapy），破局的思考（catastro-phizing），恐怖-回避モデル（fear-avoidance model），acceptance & commitment therapy；ACT，マインドフルネス（mindfulness），集学的治療（multidisciplinary management）

はじめに

痛みの慢性化には**図1**に示すような様々な心理社会的要因（認知，感情，行動，環境）が影響を及ぼしているとされている．また，これらの要因は各々が単独で痛み症状や生活障害に影響を及ぼしているわけではなく，歯車のように関連し合っている（**図2**）．この悪循環を止め，症状や生活障害の改善を目指す心理療法が認知行動療法である．運動器慢性疼痛は，その病態や発生，維持要因が複雑であるため心理療法にも様々なものがあるが，本稿では治療効果が実証され，海外では標準的治療といえる認知行動療法を取り上げる．

慢性疼痛に対する認知行動療法

1．概　要

認知行動療法とは，慢性化の心理社会的要因を包括的に理解し，症状や生活障害の緩和に結びつく適応的な認知や行動の獲得，および環境の整備を行うものである．また，認知行動療法は複数の技法の集合体を指す総称である．認知行動療法は，元々，問題行動やうつ病・不安症をはじめとする精神疾患の症状改善を目的として実践されてきたが，その後，慢性疼痛を含む多くの身体疾患に対しても用いられるようになった．

2．主な技法（表1）

例えば，"痛みに支配され自分は何もできていない．何をしても痛みは変わらない．"と訴える患

---

* Ryo MOTOYA，〒 061-0293 北海道石狩郡当別町金沢 1757　北海道医療大学心理科学部臨床心理学科，准教授

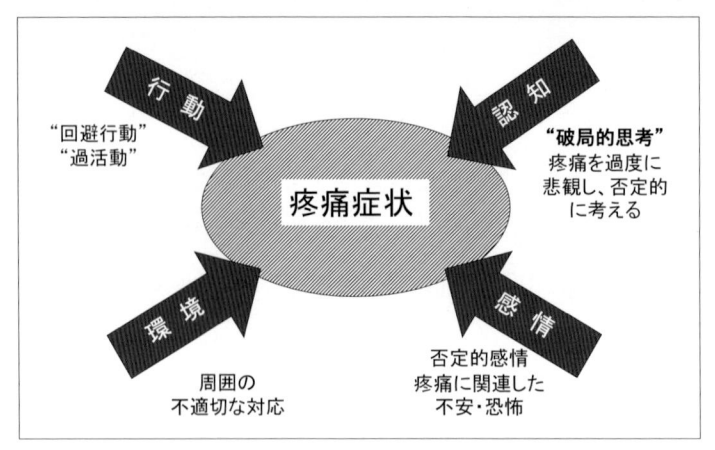

図 1. 痛みの慢性化と心理社会的要因

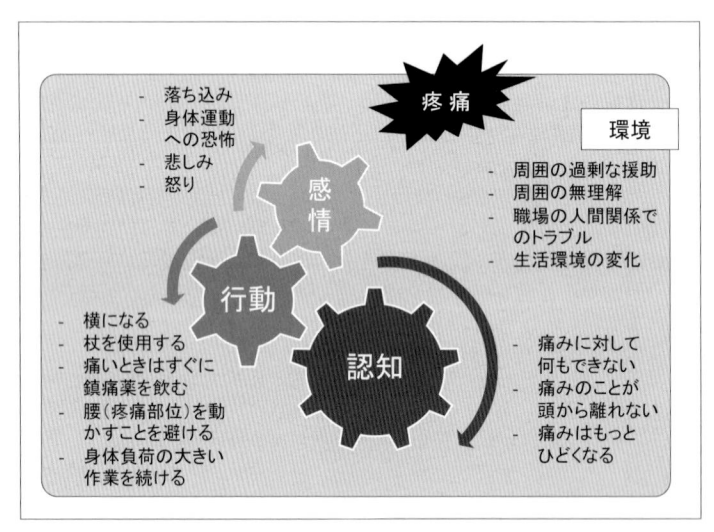

図 2. 痛みと認知, 行動, 感情, 環境の関連

者には, 痛みの状態を記録し, 痛みの変動に気付かせる, 痛みに関連する事象を確認することを目的とした疼痛日記(セルフモニタリング)が実施される[1]. "運動をしたほうが良いと言われているが, 少しでも膝や腰を動かすと, 絶対に痛みが増すから動かしたくない."と訴える患者には, メカニズムを説明したうえで, 恐れている(動かすことへの恐怖)ことを実践してもらい, 当人が予想した症状悪化が起こらないことを体験し, 恐怖が自然と治まるのを実感する技法(エクスポージャー)が行われる. また, "痛む箇所が気になって仕方がない. 痛みは0にならないと意味がない."と痛みに対するこだわりが強い患者に対しては, 痛みへの注意の変換の仕方や痛みに対する極端な捉え方を柔軟にするような技法(ディストラ

クション, 認知再構成法)が実施される. 活動ペースの乱れ(体調が良いときに動きすぎ, 体調が悪いときには動かない)が見受けられるにもかかわらず, その認識に乏しい患者には, 作業・活動と休息のバランスを確認し, 調整する方法(アクティビティペーシング)を取り入れることもある.

そのため, 運動器慢性疼痛における認知行動療法は, どの患者にも共通した治療プログラムを提供するというよりは, 患者個々人の状態に即して, 効果が実証されている技法を組み合わせて行うことが一般的である.

3. 発展と最近の特徴

認知行動療法は, 背景理論や治療内容の違いから3つの世代(第1世代:行動療法, 第2世代:認知療法・認知行動療法, 第3世代:ACT(acceptance & commitment therapy）・マインドフルネス）に分かれて表現されることがある．要点を**表2**にまとめた．第1世代とは，学習理論に基づき開発された治療法であり，第2世代は，認知理論を基盤とする認知療法を含め，従来の行動療法に加えて患者の認知に焦点を当てた技法を含めた治療法である．慢性疼痛の認知行動メカニズムを説明した恐怖-回避モデル（fear-avoidance model）（**図3**）[2]は，治療を実践するうえで根拠となる中心的理論になることが多い．なお，狭義では，第2世代のみを指して認知行動療法といわれることがある．そして，第3世代とは，マインドフルネスや受容（アクセプタンス）を強調した理論を基盤に持つ治療法である．マインドフルネスとは，自分の認知や行動，気分などに客観的な視点を保って，気付いていることを指す心理学概念であり，マインドフルネスの状態にある患者は痛みへの適応が良いといわれている[3]．第3世代の認知行動療法を簡単にいうならば，症状と対峙せず，受け入れるとともに，本人の価値に沿った行動を促進させるもので，それまでの認知行動療法を拡張し，さらに柔軟な実践を目指す内容といえる．

4．効　果

慢性疼痛に対する認知行動療法の効果については，疼痛症状や生活障害など，疼痛患者の様々な

表 1．運動器慢性疼痛における認知行動療法の主な技法と特徴

・心理教育（疾患教育）
　疾患や対処方法に対する理解の確認と説明
・セルフモニタリング（疼痛日記）
　疼痛や生活の記録
・リラクセーション法
　呼吸法，筋弛緩法
・ディストラクション（気逸らし）
　痛みからの注意の変換方法を習得
・ストレスマネジメント，アンガーマネジメント
　ストレスや怒りの調節
・認知再構成法（認知療法）
　痛みに対する考え方を柔軟にする方法
・エクスポージャー
　不適切に回避する行動の実行
・アクティビティペーシング
　活動リズム・活動量の安定化
・自己主張訓練（アサーティブネストレーニング）
　適切な自己主張スキルの習得
・マインドフルネス
　痛みへのとらわれからの解放
・Acceptance & commitment therapy：ACT
　痛みを受け入れ，自分が価値を置く行動を増加

問題に対して効果的であることが明らかとなっている[4]~[6]．実際，慢性疼痛に対する学際的レビューでは，全研究で認知行動療法の要素が含まれており[4]，慢性疼痛に対する心理療法としては認知行動療法が標準的治療であるといえる．また，認知行動療法は，アメリカ心理学会臨床心理部会において，慢性腰痛に対して「十分に確立されている（strong）治療」と位置付けられている[7]．本邦でも，亜急性や慢性の腰痛に対しては，認知

表 2．慢性疼痛に対する認知行動療法（第1世代～第3世代）の特徴

第1世代　行動療法
＜キーワード＞オペラント条件づけ，痛み行動，疾病利得
病態例）痛みを訴える患者に過剰な愛護的援助 → 痛みを訴える頻度や身体活動の回避行動が増加[15]
対応例）過度の注目や援助は控え，本人のできている部分に目を向け，行動変容を目的とした治療
第2世代　認知療法・認知行動療法（狭義）
＜キーワード＞破局的思考，恐怖-回避モデル（fear-avoidance model）
病態例）痛みを過度に否定的に認知 → 身体活動への恐怖 → 行動制限 → 疼痛症状や生活障害の悪化，抑うつ
対応例）患者の認知，行動，感情，環境を包括的に理解し，その改善を目的とした治療
第3世代　ACT（acceptance & commitment therapy）・マインドフルネス
＜キーワード＞受容，価値に沿った行動，心理的柔軟性
病態例）痛みへの強いとらわれ → 無力感 → 行動的・感情的回避
対応例）「今，この瞬間」の身体感覚や感情を受け入れ，自分が望む価値に沿った行動の促進を目的とした治療

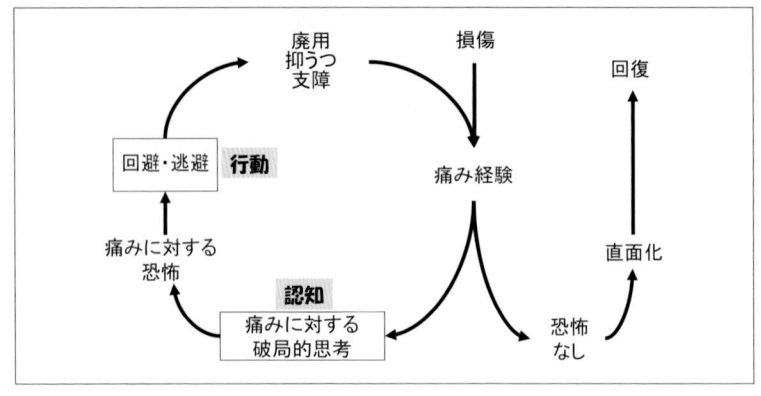

図 3. 痛みの恐怖-回避モデル（fear-avoidance model）

（文献 2 より改変）

行動療法を「行うよう強く推奨される（grade A）治療」として腰痛診療ガイドライン[8]で記載されているほか，慢性疼痛治療ガイドライン[9]においても，認知行動療法は慢性疼痛に「行うことを強く推奨する（1A）治療」とされている．

5．本邦における実態

筆者らの調査[10]では，本邦の慢性腰痛に対する治療機関での認知行動療法（主として整形外科や麻酔科領域で実施されていると想定される認知行動療法プログラム）の認知度は，「いきいきリハビリノート」による運動促進法[11]が約半数で認知されていたものの，他のプログラムについては約30％程度という結果であった．また，実際に臨床現場で認知行動療法がどれほど実践されているかを確認したところ，約5〜10％に留まっていることが明らかとなった．そして，課題としては，時間的・医療コスト上の制約や人材不足などの診療環境や資源の制限に伴う問題，および認知行動療法を習得する機会の欠如といった教育体制の問題などが挙げられた．また，現実的に理学療法士がリハビリテーション内で実践できる内容を希望する声も多く聞かれた．そのため，本邦では慢性腰痛に対して，認知行動療法が十分に浸透している治療法とはいえず，その普及が課題となっている．

おわりに

認知行動療法は，心理療法の1つであり従来は精神科や心理士らの精神医療の専門家のみが理解，実施することが多かった．しかしながら，認知行動療法の発想は非専門家であっても治療に応用できるほか，近年では慢性疼痛に対して多職種がかかわる集学的治療が取り入れられ，その効果と重要性が報告されている[12]〜[14]．その中には，認知行動療法の視点やプログラムが含まれていることが多いため，理学療法士をはじめとするリハビリテーションスタッフが認知行動療法の知識を備えていることは治療上，大変有益であると考えられる．本邦での運動器慢性疼痛における認知行動療法の普及と実践が期待される．

文 献

1) 本谷 亮：ペイン・リハに活用したい認知行動療法（第2世代）．*Modern Physician*，**39**：558-560，2019．
   Summary リハビリテーションや診察場面で活用できる認知行動療法について，具体的技法とその実践ポイントを紹介している．
2) Vlaeyen J, et al：Fear-avoidance and its consequences in chronic musculoskeletal pain：A state of the art. *Pain*, **85**：317-332, 2000.
   Summary 慢性疼痛の心理社会的要因が網羅されているほか，維持メカニズムとしての恐怖-回避モデル（fear-avoidance model）について詳細に説明されている．
3) 有村達之：認知行動療法　2）認知療法と認知行動療法．山本達郎ほか編，慢性痛の心理療法ABC，pp. 111-117，文光堂，2016．
4) Scascighini L, et al：Multidisciplinary treatment for chronic pain：A systematic review of interventions and outcomes. *Rheumatology*, **47**：670-

678, 2008.

5) Wetherell JL, et al：A randomized, controlled trial of acceptance and commitment therapy and cognitive-behavioral therapy for chronic pain. *Pain*, **152**：2098-2107, 2011.

6) Williams AC, et al：Psychological therapies for the management of chronic pain(excluding headache)in adults. *Cochrane database Syst Rev*, **11**：CD007407, 2012.

7) American Psychological Association, Society of Clinical Psychology, Division 12：Behavioral and cognitive behavioral therapy for chronic low back pain.〔https://www.div12.org/treatment/behavioral-and-cognitive-behavioral-therapy-for-chronic-low-back-pain/〕

8) 日本整形外科学会診療ガイドライン委員会／腰痛診療ガイドライン策定委員会(編), 日本整形外科学会／日本腰痛学会(監)：腰痛診療ガイドライン 2012, 南江堂, 2012.

9) 慢性疼痛治療ガイドライン作成ワーキンググループ編：慢性疼痛治療ガイドライン. 真興交易(株)医書出版部, 2018.

10) 本谷　亮ほか：本邦での慢性腰痛に対する認知行動療法プログラムの認知度, 臨床実践度, および課題に関する実態調査. 日運動器疼痛研会誌, **9**：S76, 2017.

11) 木村慎二ほか：慢性疼痛患者に対する認知行動療法に基づく運動促進法―いきいきリハビリノートの活用法―. *Pain Clinic*, **38**：322-332, 2017.

12) Monticone M, et al：Group-based task-oriented exercises aimed at managing kinesiophobia improved disability in chronic low back pain. *Eur J Pain*, **20**：541-551, 2016.

13) Motoya R, et al：Short-term effect of back school based on cognitive behavioral therapy involving multidisplinary collaboration. *Fukushima J Med Sci*, **63**：81-89, 2017.

14) 高橋紀代ほか：慢性痛患者に対する集学的入院治療の効果. 日運動器疼痛研会誌, **9**：60-70, 2017.

15) 本谷　亮：Q1 オペラント条件づけと疾病利得とはどのようなものですか？ *Locomotive Pain Frontier*, **2**：38-39, 2013.

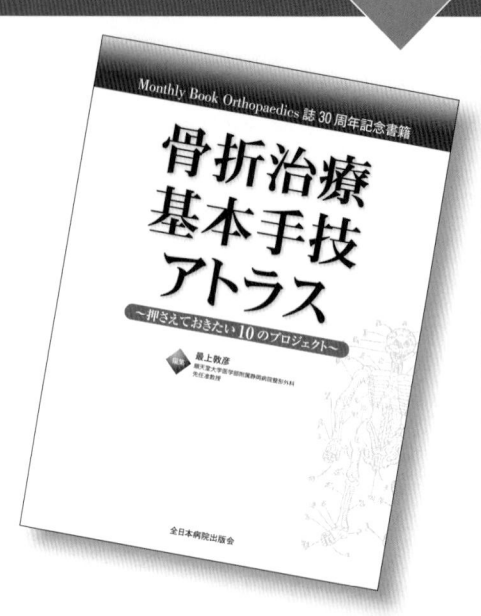
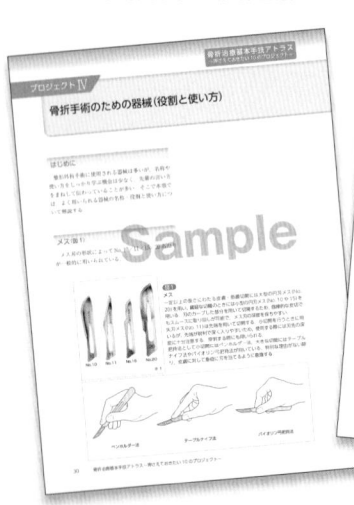
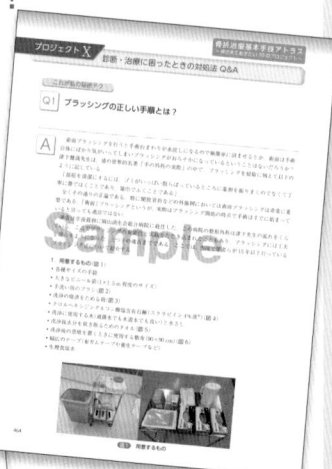

MB Med Reha **No.242**：45-51, 2019

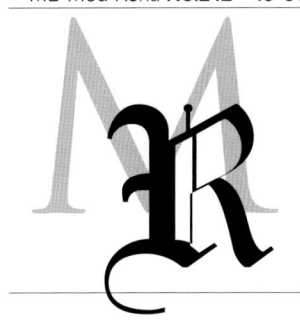

特集／運動器慢性疼痛マネージメントにおける
リハビリテーション診療の意義と重要性

運動療法と認知行動療法の併用効果
—いきいきリハビリノートを用いた，認知行動療法に基づく運動促進法—

濱上陽平[*1]　木村慎二[*2]　大鶴直史[*3]
安野広三[*4]　細井昌子[*5]

Abstract　本邦において慢性疼痛患者の増加は大きな社会問題になっている．慢性疼痛に対する治療法として，運動療法ならびに認知行動療法が各種ガイドラインで推奨されているが，両者の併用が各治療法単独よりも治療効果が高まるとの報告も多くみられている．近年，マインドフルネスなどの認知行動療法と運動療法との併用効果を示す報告が増えている．筆者らは，認知行動療法に基づき運動を促進するためのツールとして，「いきいきリハビリノート」の開発および普及を行ってきた．本稿では慢性疼痛に対する運動療法と認知行動療法，さらにその併用効果について文献的に報告し，「いきいきリハビリノート」を用いた運動促進法の概要および実施施設へのアンケート結果，および具体的な症例を報告する．

Key words　慢性疼痛(chronic pain)，運動療法(exercise therapy)，認知行動療法(cognitive behavioral therapy)

はじめに

平成 28(2016)年度の国民生活基礎調査(厚生労働省)における有訴率をみると，男性では第 1 位が腰痛，第 2 位が肩こり，女性では第 1 位が肩こり，第 2 位が腰痛，第 3 位が手足の関節痛となっており，多くの国民が運動器の痛みを抱えていることが知られている．本邦では成人人口の約 15.4％が運動器慢性疼痛を有しており[1]，医療経済的に多大な損失を生じている．超高齢社会の我が国において，慢性疼痛患者のさらなる増加は深刻な社会問題になることが予想される．2018 年に発刊された慢性疼痛治療ガイドライン[2]では，運動療法および認知行動療法(cognitive behavioral therapy：CBT)の有用性が報告されている．本稿では，運動療法と CBT の効果，ならびにその併用効果に関して，最新の知見を交え概説する．さらに，筆者らが行ってきた CBT に基づく「いきいきリハビリノート」を用いた運動促進法[3]について，概要および実施施設へのアンケート結果，ならびに症例を交え報告する．

慢性疼痛に対する運動療法の効果

運動療法は，前述した慢性疼痛治療[2]および腰痛診療ガイドライン(慢性腰痛)[4]において強く推奨される治療法である．慢性疼痛治療ガイドラインでは，一般的な運動療法以外では，モーターコントロールエクササイズや太極拳，ヨガがエビデンスレベルが中等度以上で推奨されている．慢性腰痛患者 160 名を対象に，10 週間太極拳を実施し

*1 Yohei HAMAUE，〒 950-3198 新潟県新潟市北区島見町 1398　新潟医療福祉大学運動機能医科学研究所・理学療法学科，助教／新潟大学医歯学総合病院リハビリテーション科
*2 Shinji KIMURA，新潟大学医歯学総合病院リハビリテーション科
*3 Naofumi Otsuru，新潟医療福祉大学運動機能医科学研究所・新潟大学医歯学総合病院リハビリテーション科
*4 Kozo ANNO，九州大学病院心療内科・九州大学病院集学的痛みセンター
*5 Masako HOSOI，同

た群と非実施群を比較すると，太極拳を実施した群が痛みの強度が有意に減少し，痛みによる日常生活の障害度も有意に改善した[5]．慢性腰痛に対する運動療法は質の高いガイドラインにおいて管理下での運動療法(supervised exercise)が推奨されており[6]，疼痛の軽減に加え，筋力や腰椎可動域の改善，QOL の向上が認められている[7]．しかし，近年のシステマティックレビューでは，運動療法単独よりも十分な患者教育を含む集学的リハビリテーションの有効性が示されている[8]．

慢性疼痛患者は，Vlaeyen ら[9]の恐怖回避モデル(fear-avoidance model)で説明されるように，体を動かすことで痛みが増強してしまうのではないかと考える運動恐怖症(kinesiophobia)により身体の不活動化が生じることが多く，痛みの悪循環が生じやすい．しかしながら，活動レベルが低すぎても高すぎても痛みのリスクは高まることが知られており[10]，適度な活動レベルを患者のみで管理するのは難しい．これらのことから，「どのような患者に，どの時期に，どのような運動を，どの程度行えば良いか」に関しては，専門家による管理の下，運動処方を行う必要がある．

慢性疼痛に対する CBT の効果

CBT はある出来事に対する認知(捉え方)と行動を変えることで，問題への効果的な対処方法を習得させる治療法である．本邦の慢性疼痛治療ガイドライン[2]では行うことが強く推奨されているものの，2012 年の第 1 版に比して 2019 年の第 2 版腰痛診療ガイドラインでは，CBT 単独での推奨度ならびにエビデンスレベルは低くなっている[4]．また，線維筋痛症[11]や脊髄損傷後の慢性神経障害性疼痛[12]に対する効果も報告されている一方で，CBT の効果は他の治療法と比較して明らかな有効性を示すものではなく[7]，長期的効果に関しては限定的であるとされている[13]．これらのことから，慢性疼痛患者に対する CBT の実施については，対象者の選定も踏まえさらなる議論が必要である．

慢性疼痛に対する運動療法と CBT の併用効果

慢性疼痛患者に対する運動療法と CBT の併用効果については，CBT と運動を併用した群は運動単独群と比して，介入終了の 1 か月後でも痛みの強度，機能障害度，破局的思考，運動恐怖などに中等度の効果量をもって有意に改善し[14]，その効果は 1 年後まで持続した[15]こと，また，運動とセルフマネジメント教育および CBT を併用することによる痛みの低下，破局的思考の改善，ADL 能力低下の抑止効果が報告されている[16]．

また近年，第 3 世代の CBT の 1 つであるマインドフルネスと運動療法との併用効果を示す報告が散見される[7][17]．マインドフルネスとは，「特別な方法で，すなわち意図的に，今，この瞬間に価値判断することなしに，注意を向けること」を意味しており，その結果，自身の感覚・思考・感情などへの客観的で受容的な気付きの能力が向上する[2]．177 名の線維筋痛症患者を対象とした，8 週間のマインドフルネスの教育ならびにヨガを実施するプログラムにおいても，痛みの軽減や QOL の向上を認めている[18]．以上のように，運動療法と通常の CBT あるいは第三世代の CBT であるマインドフルネス(および患者教育)を併用することで，各治療法単独よりも効果が高まる可能性が示唆されている．

CBT に基づく「いきいきリハビリノート」を用いた運動促進法

1．いきいきリハビリノート(図 1)の概要

本ノートは，認知行動療法，運動療法，患者教育の 3 要素を取り込んだ治療を，医師とメディカルスタッフ(療法士，看護師，臨床心理士など)が協働して行えるように作成している．慢性疼痛患者は長期にわたる痛みによって，できないことが増え，自己効力感(セルフエフィカシー)が失われていることが多いため，明確な目標(「半年から 1 年後の長期目標」と「1 か月目の 短期目標」)を設定することが重要であり，本ノートではその記入

欄を設けている．目標は，患者の意思を尊重しながら医療者とともに設定し記録する．日々の記入ページでは，日常生活の行動や，処方された運動の実行状況を無理のない範囲でノートに記入する．これによって，運動後の鎮痛効果に加えて，毎日の小さな達成感や努力の蓄積に気付くことなどが期待される．また，日々の「考え」と「感情」を分けて記入することにより，患者自身が自らを客観視することに役立て，自身の非機能的思考の修正が行いやすいようにしている．また，自身へのエールを送ることで自己効力感を高めることを目的に，「自分をねぎらうメッセージ」を記入してもらう．ノートへの記載内容は定期的に医療者が「いきいき度CHECK」をチェックし，適応的な行動や考えに関しては情緒的に褒める（学習理論での正の強化を行う）などのフィードバックを行うことで，行動変容を促していく（図2）．

2018年11月25日発刊の「第3世代いきいきリハビリノート」（第5版）では，認知行動療法の新たなアプローチとして「マインドフル・ウォーキング」を追加した．マインドフル・ウォーキングとは，歩行の動きの感覚に意識的に注意を向け，丁寧にそれを感じながらゆっくり歩くことであり，「とらわれを手放し，今行っていることに心をこめる」ための心理療法を加味した運動である．具体的には，左右の下肢へ体重がかかる感覚や，体重が移動する感覚に気付きを向けながら歩行す

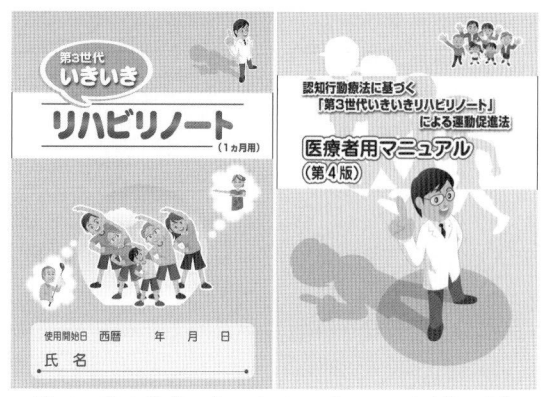

図1. 第3世代いきいきリハビリノート（第5版）と医療者用マニュアル（第4版）

る．歩行中に何かを考えたり，痛みに注意が向いたりした場合は，そのことに気付き，そのことを責めずに再び歩く感覚に注意を戻すことがポイントである．また，腰のリハビリテーションの中の体幹安定化運動として「ハンドニー」と「ドローイン」を追加し，運用を開始している．本法は一般社団法人日本運動器疼痛学会の支援を受け，本学会学術集会時を含め，現在まで全国で8回のいきいきリハビリノート講習会を開催し，計835名の医師，歯科医師および，心理士，理学・作業療法士，看護師を含めたメディカルスタッフに参加いただいた．また，希望施設に約1,600冊を郵送し，2018年4月からは有料で販売を開始している．現在，本法は日本運動器疼痛学会のホームページのトップ画面に「いきいきリハビリノートを用いた認知行動療法に基づく運動促進法」のサイトを掲載し，医療従事者用と患者用に分けて説明している．内容として，本ノートのコンセプト（ねらい），目的，

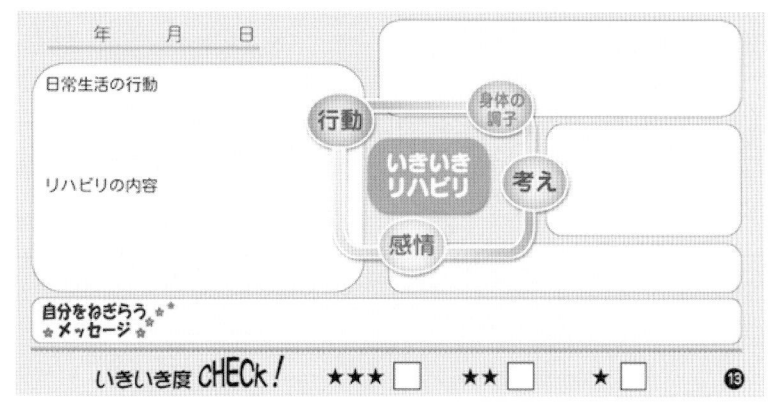

図2. いきいきリハビリノートの日々の記録ページ

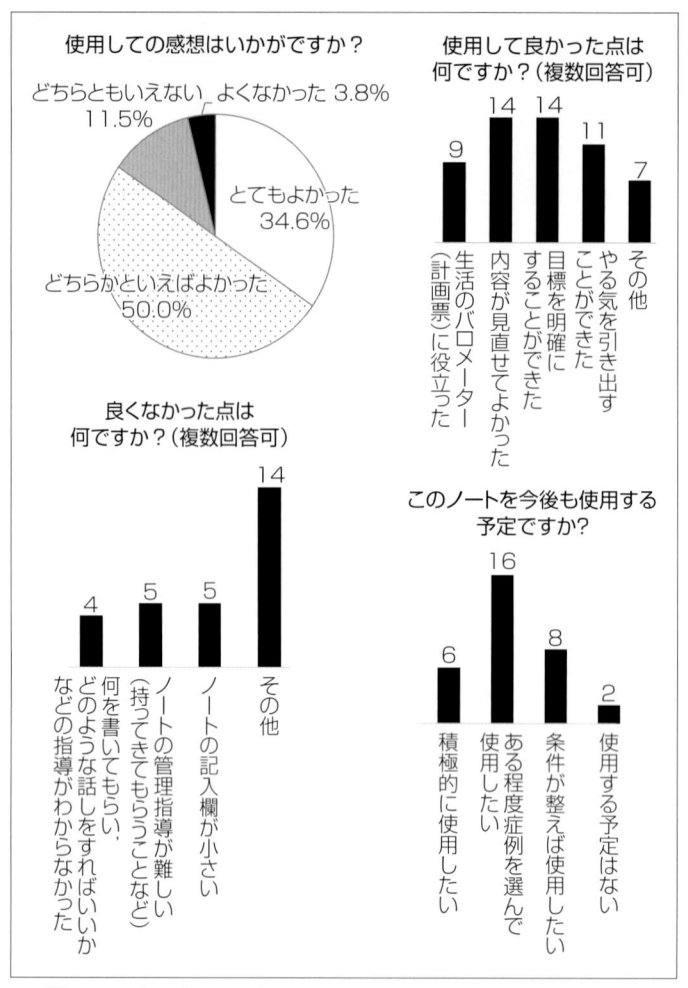

図 3. いきいきリハビリノート利用に関するアンケート結果

実際の記入ページ，新潟大学医歯学総合病院リハビリテーション科における治療成績，「いきいきリハビリノート」を使った治療が受けられる施設紹介(現在全国で15施設)，本ノートの購入方法などになっている．

2．いきいきリハビリノート送付先施設への本ノート使用に関するアンケート調査結果(図 3)

　2016年8月(1回目)と2017年7月(2回目)に，本ノートの使用に関するアンケートを行い，すでに報告した[19]．前2回に送った施設を含めた，本ノートを送付した計74施設にアンケートを送付し，2019年3月に3回目のアンケートを実施したところ，39施設の医療従事者より回答(53%)を得た．使用総数は1か月版53冊，3か月版30冊で，未使用は13施設であった．3回目のアンケートで

は，使用終了までは1か月版：30例，3か月版：8例，現在使用中は1か月版：3例，3か月版：5例，使用中断は1か月版：15例，3か月版：10例，記載なしが1か月版：5例，3か月版：7例であった．使用しての感想は，「とても良かった」と「どちらかと言えば良かった」が，26施設中，それぞれ9施設(34.6%)と13施設(50%)で，合計では84.6%とアンケートの1回目(64%)と2回目(79%)と同様[19]に満足度は高かった．良かった点は，「内容が見直せて良かった」「目標を明確にすることができた」が同数で，また，「やる気を引き出すことができた」に続き，「生活のバロメーター(計画表)として役立った」が多かった．

　一方，良くなかった点に関する返答として，「ノートの管理指導が難しい(持ってきてもらうことなど)」，「ノートの記入欄が小さい」がそれぞれ

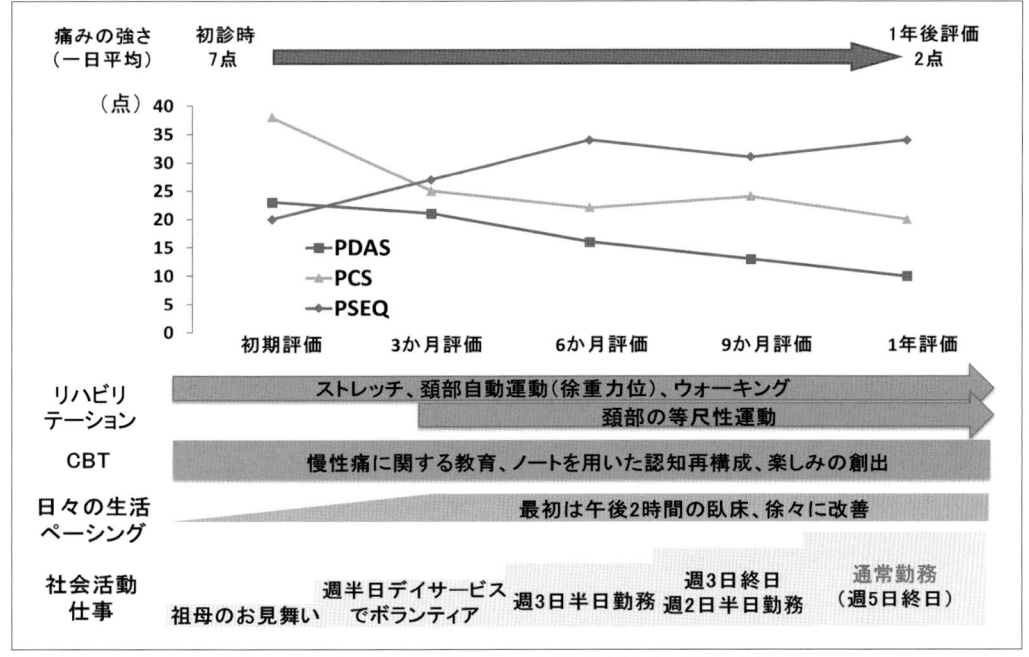

図 4. 「いきいきリハビリノート」を使用した症例の経過表

5 施設であった．その他の記載内容に関しては，「ネガティブ思考にとらわれる患者には難しかった」，「患者の理解がノートさえつけていれば自然と良くなると思い込んでしまい，そこを修正することができなかった」，「書くこと自体が患者の負担となり，継続できなくなった症例もあった」，また本ノートの問題以外での記載としては，「慌ただしい外来診療の中に取り入れることができなかった」，「モチベーションの高い人でないと始められない」などの記載がみられた．さらに使用中断がそれぞれ 1 か月版 68 例中 15 例（22％），3 か月版が 40 例中 10 例（25％）であった．我々はこの点を前回の報告[19]でも指摘しており，新潟大学医歯学総合病院で工夫している点を以下に示す．

① 患者本人に実費（1 か月版 500 円，3 か月版 800 円）で購入してもらう．これによって，現在までの 9 名の患者に関しては明らかに治療継続のモチベーションが上がっている．

② 使用を迷っている患者に家に持ち帰ってもらって，中身をよく見てもらう．

③ 動機づけが困難な場合には，記入日を毎日ではなく，週 1 回など減らすことで維持する．

④ 家庭内不和などの経済的問題以外で疼痛行動があると考えられる症例については，時間をかけて評価してから，導入を検討する．

また，今後の使用に関しては「ある程度症例を選んで使用」がこの設問に回答のあった 32 施設中 16 施設（50.0％）と最も高かった（**図 3**）．

症例提示

実際に「いきいきリハビリノート」を用いて加療した症例を提示する．本症例提示にあたり，本人より同意を得ている．本症例の経過を**図 4** に示す．

1．症例紹介

40 歳代，女性．デスクワーク中に急激な後頚部〜両肩への痛みが生じ，近医にて頚椎椎間板ヘルニア（C4/5，中心型）と診断され，痛みのために休職した．翌年頚椎前方固定術を施行し，2 か月後にカラー固定除去後も痛みが持続し，トラマドール塩酸塩・アセトアミノフェン合剤，チザニジンを内服していた．その後，リハビリテーション，筋膜リリース注射，星状神経節ブロックなどを施行するも著明な症状改善に至らず，発症から約 3 年後に新潟大学医歯学総合病院リハビリテーション科を受診し，「いきいきリハビリノート」を用いた加療を開始した．この 3 年間は休職が続いている状況であった．

初診時の身体所見として，頚部の筋萎縮が著明

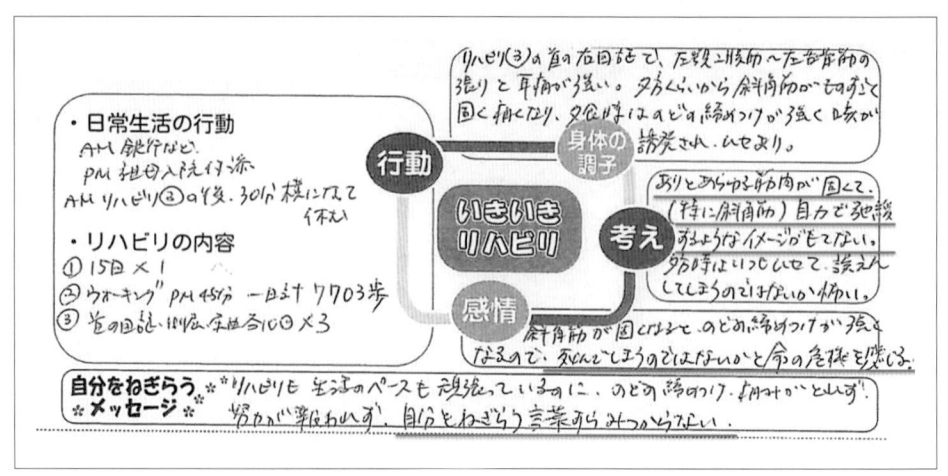

図 5. 治療初期の「いきいきリハビリノート」記載例

で，同部の関節可動域制限もみられた．Numerical rating scale（NRS）を用いた主観的痛み強度は，一日の最高が 8，最低 3，平均 7 であった．その他，日常生活の障害度の指標である pain disability assessment scale（PDAS）が 23 点，痛みに対する破局的思考の指標である pain catastrophizing scale（PCS）が 38 点，運動恐怖の指標である tampa scale for kinesiophobia（TSK）が 64 点と高値を示し，一方で自己効力感の指標である pain self-efficacy questionnaire（PSEQ）は 20 点と低値であった．また生活パターンは，午前中に家事・祖母への見舞いなどで活動性は高いが，そのあと午後 2 時間程度臥床するというペーシング障害をきたしている状況であった．**図 5** に本症例の治療初期の「いきいきリハビリノート」の日々の記載ページを示す．症状に対して「自力で弛緩できるイメージができない」，「死んでしまうのではないかと命の危機を感じる」など PCS の下位項目である，それぞれ無力感，拡大視を反映するような記述がみられた．さらに，「自分をねぎらう言葉すら見つからない」など自己を肯定することが困難な状況であったことがうかがわれた．

2．加 療

運動恐怖が強かったため，ストレッチおよび軽負荷の頚部自動運動から，等尺性運動へと頚部の運動を漸増し，全身運動としてウォーキングの歩数も漸増していった．併せて，ペーシング障害に関しては，午前の過活動と午後 2 時間の臥床のサイクルから，一日を通じた平均的な活動へと変容

するよう，教育を行った．その他，初期の日記に認められた破局的思考に対して，一例としては「家族があなたと同じような考えをしていたら，どのようにアドバイスしますか？」などの問いかけにより認知の偏りに気付かせ，より適応的な認知への変容を促した．

3．経過および結果

約 2〜4 週間に一度の外来での加療を継続した結果，週に半日のボランティア，週 3 日の半日勤務，週 3 日の終日および週 2 日の半日勤務を経て，1 年後に週 5 日の通常勤務へ復職した．1 年後評価時において NRS による主観的痛み強度は，一日の最高が 4（初診時 8），最低 0（初診時 3），平均 2（初診時 7）へと改善した．また，PDAS，PCS，TSK に関しても，それぞれ 10 点（初診時 23 点），20 点（初診時 38 点），32 点（初診時 64 点）へと改善した．その他，PSEQ に関しても 34 点（初診時 20 点）と自己効力感の改善も認めた．**図 6** に本症例が記載した 8 か月目の目標を示す．セルフマネジメント（ケア）に対する意識が芽生え，また痛みがあっても仕事を続けてみようという自己効力感の改善がみられている．

まとめ

慢性疼痛に対する運動療法と認知行動療法の併用効果について，最新の知見を含め概説し，その実践的な方法として，いきいきリハビリノートを用いた認知行動療法に基づく運動促進法の概要，いきいきリハビリノート送付先施設へのアンケー

8か月目の具体的目標

- 無理だと思うことは自分だけで頑張りすぎず.
  人に頼む
- とりあえず, 12月末までは毎日運動療を続ける

図 6. 8か月目の目標記載

ト結果, さらに症例を紹介した. 慢性疼痛患者に対しては, 生物心理社会モデルに則った包括的なアプローチが必要であり, 今後CBT理論に基づいた運動療法の効果について, さらなるエビデンスの構築を目指していく予定である.

文 献

1) Nakamura M, et al：Prevalence and characteristics of chronic musculoskeletal pain in Japan. *J Orthop Sci.* **16**：424-432, 2011.
2) 厚生労働行政推進調査事業費補助金 慢性の痛み政策研究事業(監), 慢性疼痛治療ガイドライン作成ワーキンググループ(編)：慢性疼痛治療ガイドライン, pp. 114-145, 真興交易医書出版部, 2018.
3) 木村慎二ほか：運動器慢性疼痛に対する認知行動療法理論に基づいた運動促進法. *Jpn J Rehabil Med*, **55**：206-214, 2018.
4) 日本整形外科学会(監), 日本整形外科学会ガイドライン委員会・腰痛診療ガイドライン委員会(編)：腰痛診療ガイドライン 2019, pp. 53-87, 南江堂, 2019.
5) Hall AM, et al：Tai chi exercise for treatment of pain and disability in people with persistent low back pain：a randomized controlled trial. *Arthritis Care Res(Hoboken)*, **63**：1576-1583, 2011.
6) Wong JJ, et al：Clinical practice guidelines for the noninvasive management of low back pain：A systematic review by the Ontario Protocol for Traffic Injury Management(OPTIMa) Collaboration. *Eur J Pain*, **21**：201-216, 2017.
7) Chou R, et al：Nonpharmacologic therapies for low back pain：A systematic review for an American college of physicians clinical practice guideline. *Ann Intern Med*, **166**：493-505, 2017.
8) Marris D, et al：The impact of combining pain education strategies with physical therapy interventions for patients with chronic pain：A systematic review and meta-analysis of randomized controlled trials. *Physiother Theory Pract*, **28**：1-12, 2019.
9) Vlaeyen JW, et al：Cognitive-behavioral treatments for chronic pain：what works for whom? *Clin J Pain*, **21**：1-8, 2005.
10) Heneweer T, et al：Physical activity and low back pain：a U-shaped relation? *Pain*, **143**：21-25, 2009.
11) Bernardy K, et al：Cognitive behavioural therapies for fibromyalgia. *Cochrane Database Syst Rev*, **9**：CD009796, 2013.
12) Hetink M, et al：Long-term outcomes of a multidisciplinary cognitive behavioural programme for coping with chronic neuropathic spinal cord injury pain. *J Rehabil Med*, **46**：540-545, 2014.
13) Williams AC, et al：Psychological therapies for the management of chronic pain(excluding headache)in adults. *Cochrane Database Syst Rev*, **11**：CD007407, 2012.
14) Nicholas MK, et al：Self-management intervention for chronic pain in older adults：a randomised controlled trial. *Pain*, **154**：824-835, 2013.
15) Nicholas MK, et al：Long-term outcomes from training in self-management of chronic pain in an elderly population：a randomized controlled trial. *Pain*, **158**：86-95, 2017.
16) Hirase T, et al：Effects of a psychosocial intervention programme combined with exercise in community-dwelling older adults with chronic pain：A randomized controlled trial. *Eur J Pain*, **22**：592-600, 2018.
17) Hilton L, et al：Mindfulness mediation for chronic pain：Systematic review and meta-analysis. *Ann Behav Med*, **51**：199-213, 2017.
18) Schmidt S, et al：Treating fibromyalgia with mindfulness-based stress reduction：results from a 3-armed randomized controlled trial. *Pain*, **152**：361-369, 2011.
19) 大鶴直史ほか：慢性疼痛に対する認知行動療法とリハビリテーションの併用効果：いきいきリハビリノートの治療実績を含めて. 日本運動器疼痛学会誌, **10**：205-216, 2018.

ポイント解説

Vol **30** No **10**　2017年10月刊

整形外科診断の基本知識

編集企画／松本守雄

（慶應義塾大学教授）

脊椎・上肢・下肢・骨軟部腫瘍における的確な診断に必要な各疾患の特徴を、この1冊に凝縮。古くも新しい診断法の知識を、エキスパートが漏れなく伝授。ベテラン整形外科医にとっても、「基本知識」の刷新が図れること間違いなしの貴重特集号です！

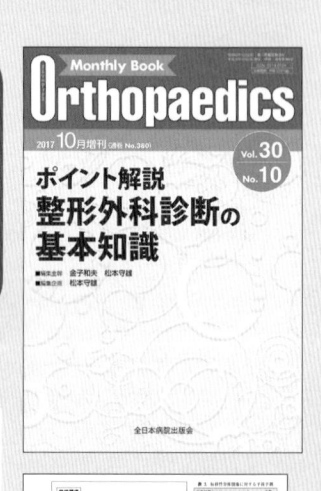

Monthly Book
Orthopaedics
2017 10月増刊号（通巻 No.360）
Vol.30 No.10
ポイント解説
整形外科診断の基本知識
■編集主幹　金子和夫　松本守雄
■編集企画　松本守雄
全日本病院出版会

B5判　294頁　定価（本体価格 5,800 円＋税）

＜とりあげた項目＞

I．脊椎脊髄疾患

頚髄症
頚部神経根症
慢性腰痛症
腰椎椎間板ヘルニア・
腰部脊柱管狭窄症
脊柱変形
原発性／転移性脊椎腫瘍
脊髄疾患
骨粗鬆症および椎体骨折
化膿性脊椎炎、椎間板炎
脊椎・脊髄損傷

II．上肢疾患

小児肘関節周囲骨折
末梢神経障害
リウマチ手指変形
手根骨骨折
肩関節周囲炎・腱板断裂
投球障害

III．下肢疾患

発育性股関節形成不全（DDH）
変形性股関節症
特発性大腿骨頭壊死症
関節唇損傷
膝関節半月板損傷
膝関節靭帯損傷
膝蓋大腿関節障害
変形性膝関節症
膝関節 overuse 症候群
外反母趾
変形性足関節症
足の末梢神経障害
足関節捻挫、足・足関節外傷
距骨骨軟骨損傷

IV．骨軟部腫瘍

良性骨腫瘍
悪性骨腫瘍
良性軟部腫瘍
悪性軟部腫瘍

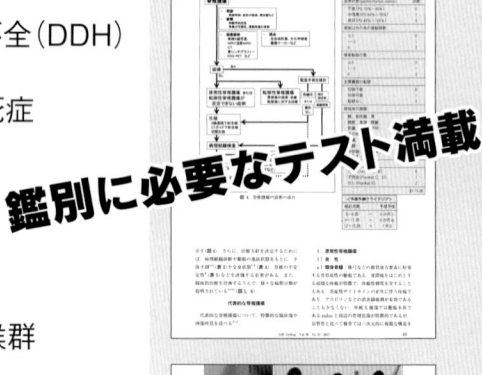

鑑別に必要なテスト満載！

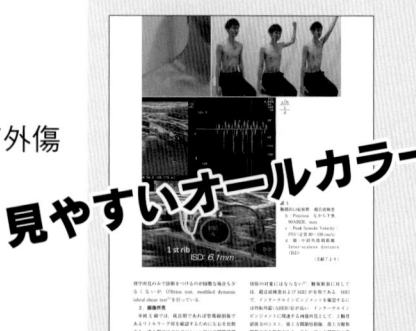

見やすいオールカラー

（株）全日本病院出版会

〒 113-0033　東京都文京区本郷 3-16-4
TEL：03-5689-5989　FAX：03-5689-8030
www.zenniti.com

MB Med Reha **No.242**：53-59, 2019

特集／運動器慢性疼痛マネージメントにおける
リハビリテーション診療の意義と重要性

運動器疾患術前後のリハビリテーション（脊椎疾患）

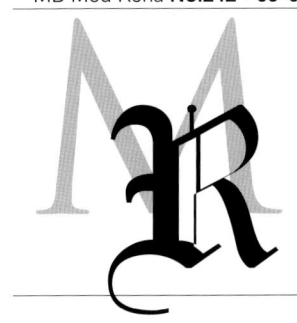

今村寿宏[*1]　山﨑和博[*2]　和田　伸[*3]　岩本幸英[*4]

Abstract　腰部脊柱管狭窄症や変性すべり症といった変性疾患では腰椎伸展で下肢痛や腰痛などが増悪することもあり，また腰椎椎間板ヘルニアであれば前屈位や座位で疼痛が増悪することが多い．しかしながら腰椎のみで動かそうとすることで疼痛増悪の可能性があるが，骨盤や他の脊椎の動きなどで腰椎の可動性を代償することで，疼痛増悪を防ぐことができる．我々は"マッスルインバランス"と"Joint by Joint mobility"の概念を大切にしており，特に姿勢には留意している．日常の動作１つもすべてリハビリテーションであると患者に説明し，病室にいるときは可能な限り自主トレーニングを促し，自宅に帰っても継続できることを目標の１つにしている．医師の前では痛がらないがリハビリテーションのときに痛がるとか，どんなことも理学療法士・作業療法士・看護師と常に情報共有しリハビリテーションを行うことが重要である．

Key words　マッスルインバランス（muscle imbalance），ジョイント・バイ・ジョイントセオリー（Joint by Joint Theory），関節可動性（joint mobility），関節安定性（joint stability）

はじめに

術前より座位・立位時の姿勢などは指導する．術後は創部痛も加わり，痛みもあるが，腰椎の生理的な前弯を保つような ADL 指導が重要と考えている．そのため，日頃から運動療法のみならず，腰椎の安定化と生理的な前弯の獲得を意識して指導している．

当院のリハビリテーション医学に対する歴史

当院が立地する北九州市は炭鉱と製鉄で栄えていた．第二次大戦後の復興期に労働災害が多発し，1949 年に炭鉱と重工業の中心であった現在の北九州市に全国で最初の労災病院である九州労災病院が開設された．開設当初，内科，外科，整形外科，理学療法科があり，我々，九州大学整形外科学教室の先輩でもある内藤三郎先生が初代院長として就任された．1963 年には全国初の総合リハビリテーションセンターが完成し，初期治療から職場復帰まで支援した医療が提供されていた[1]．2001 年に現在の地に移転し，新病院でも約 1,200 m^2 という広いリハビリテーションセンターでのリハビリテーションおよび急性期のベッドサイドリハビリテーションを行っており，早期社会復帰に向けてリハビリテーションが行われている．

アライメントの評価

特に矢状面における静的アライメント（static

*1 Toshihiro IMAMURA, 〒 800-0925　福岡県北九州市小倉南区曽根北町 1-1　独立行政法人労働者健康安全機構　九州労災病院勤労者骨・関節疾患治療研究センター，センター長・整形外科・脊椎外科，部長
*2 Kazuhiro YAMAZAKI, 同病院中央リハビリテーション部
*3 Shin WADA, 同病院門司メディカルセンター中央リハビリテーション部，部長
*4 Yukihide IWAMOTO, 同病院，院長

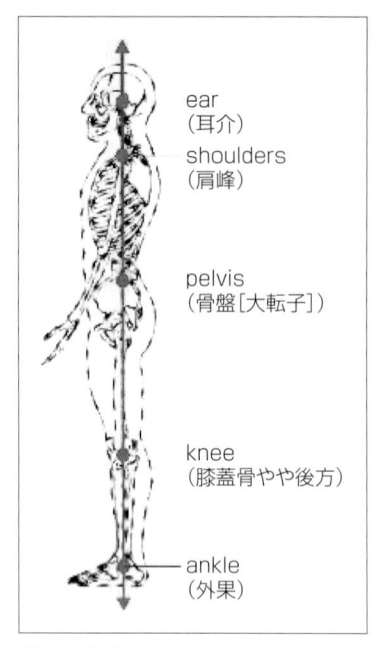

図 1. 矢状面での静的アライメント
（文献 2 より抜粋）

alignment)を評価する．つまり，① 耳介，② 肩峰，③ 大転子，④ 膝蓋骨やや後方，⑤ 外果の 5 つのポイントが一直線になる姿勢を常に意識してもらう[2]（**図 1**）．患者に説明する場合は単純に，「天井から，まっすぐに糸で頭が引っ張られている」ことを意識してくださいと伝えている．

マッスルインバランス

外来診察であれ，周術期であれ，我々が一番重要視しているのは姿勢である．高齢者は骨粗鬆症や変形性脊椎症の合併もあり，脊柱変形が多少なりともあることが多いが，ちょっとした姿勢指導で腰痛が改善することもある．脊柱のみならず他の関節なども考慮し全体のバランスを常に考慮することである．つまり，腰痛，関節痛など，運動器の疼痛管理において重要なのは関節・筋・神経におけるバランスに異常をきたしていることを認識することである．チェコのリハビリテーション医である Janda は脳卒中の患者や脳性麻痺患者において痙性傾向のある筋および麻痺傾向のある筋，弱化傾向にある筋について同様の傾向があることに注目し，マッスルインバランスに対する治療を発展させた[3]．その結果，深層の脊柱の安定

化システムや固有受容器トレーニングおよび仙腸関節の不安定性に対し多くの研究が行われた．中でも Janda の治療体系はヤンダアプローチとして知られている[4]．また，Cook は functional movement system（FMS）を体系づけ，筋骨格系の機能評価障害に対して標準化された評価に基づく治療方法を作り上げた[5]．

個人の姿勢や生活習慣，職業，スポーツなどで，毎日繰り返されるメカニカルストレスなどが特定の筋，筋膜，腱，関節などの組織に炎症を引き起こす．特定の筋の過剰使用は筋の過緊張を起こし短縮傾向になる．一方，筋緊張筋の拮抗筋は相反抑制を受けて弱化の傾向に陥る．このように個々の運動や生活習慣などの特性によってマッスルインバランスは作られていく（**図 2**）[6]．よって，まずは外来では診察とともに生活習慣，運動，職業時の姿勢などについても聴取する．例えば，前屈位での作業が多い場合，腰椎のみ前屈するのではなく股関節屈曲，膝関節屈曲位で腰椎前弯を保ちつつ前屈する姿勢を指導したり，休憩時間には作業と全く逆方向に腰椎伸展させたり他の関節の可動を行ってもらうように指導している．座位，座位から立位時の姿勢を指導したり，歩行時の姿勢指導だけでも腰痛のみならず，股関節や膝関節痛も楽になることがあり，マッスルインバランスを考慮した指導は非常に重要である．

Joint by Joint Theory と高齢者

関節は可動性（mobility）と安定性（stability）のいずれかの 1 つを主な機能としている．例えば上位頚椎は可動性，中・下位頚椎は安定性，胸椎は可動性，腰椎・仙腸関節は安定性，股関節は可動性と各関節が可動性と安定性を交互に下から積みあがって構成されている．変形性股関節症などで股関節の可動性が制限されている場合，その遠位（下）にある膝関節や近位（上）にある腰椎が代償性に働き，結果として疼痛や障害を引き起こすことがある．腸腰筋の筋力低下は股関節屈曲の代償として腰椎が屈曲し，殿筋群筋力の低下は腰椎が伸

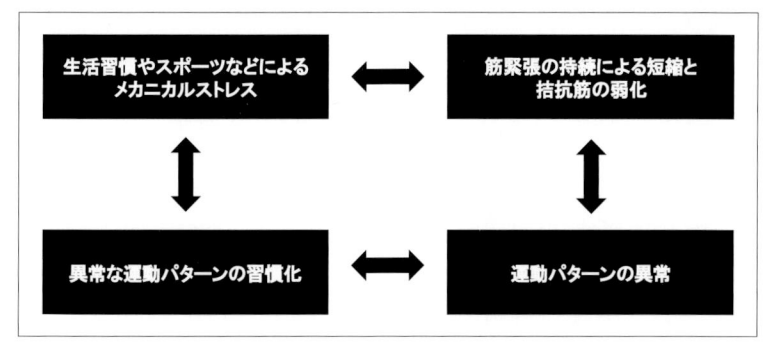

図 2. マッスルインバランスによる悪循環

展となり，筋力低下の部位によって，腰椎は代償性に全く逆のことが起こり得るわけである．本橋はアスリートにトレーニングやリハビリテーションで重要なことは動作パターンを観察し，動作の質を評価し，安定性より可動性を優先することが重要と述べている[7]．腰が悪いからといって，腰椎のみをみるのではなく，包括的に観察し身体の相互作用も注目することが予防にも重要である[8]．

外来から自主リハビリテーションは開始される

脊椎疾患の患者は慢性疼痛や痺れなどに悩まされており，当院受診まであらゆる保存療法が試みられているにもかかわらず，日常生活に支障が続き紹介受診となることが多い．まずは診察において患者自身の不安を少しでも軽減することが重要である．特に外来受診から手術待機までの間，患者自身ができることは継続してやるように指導している．例えば腰部脊柱管狭窄症で間欠性跛行が100 m とする．100 m 毎に休憩しても良いので，自分で歩ける範囲は歩いてもらうことを推奨する．もし疼痛で日常生活に支障ある場合，薬剤性臓器障害が起こらないよう，併存病に注意し鎮痛薬などを処方する[9]．手術の詳細な説明は手術直前に行うが，可能な限り，外来で予定される術後経過を説明し，術前に患者の不安を少しでも取り除くよう配慮している．特に離床までの期間，職場復帰，ゴルフなどのスポーツ復帰について聞かれることが多い．座位で診察時や治療歴など，聴取するときに患者の姿勢も観察している．座位にて腰椎後弯傾向にある場合は骨盤を前傾させるよう指導し，立位でも座位でも天井から頭が糸で吊り上げられていることを意識してもらい，その場

で実際に指導し，頚部や腰部の痛みの変化を自覚してもらう．そして日頃の生活で姿勢の重要性を意識してもらう．

入院から手術日まで

術前に担当理学療法士と会い，家庭環境や就労状況など，社会的背景を評価し，術後は少しでも早く日常生活に復帰できるよう配慮されている．患者は疼痛などの影響もあり姿勢が悪いことも多い．不良姿勢により脊椎のみならず，他の関節にも負担をきたしていることがある．脊柱の理想的なアライメントが獲得できるよう姿勢指導を行う．椎体骨折で緊急入院となった場合，疼痛により術前まで離床できないこともある．廃用防止や深部静脈血栓予防目的に速やかに理学療法を開始する．座位や歩行が可能な場合は姿勢指導を行う．椎体骨折では特に椎体前面が圧潰することが多いので，患者に前屈位だと椎体が圧潰進行する可能性を説明し，座位可能になったときは姿勢指導を何回も行い，骨盤で背骨を支えることを意識してもらい，筋の過緊張のない自然な腰椎前弯を獲得できるように指導する（図3）．

手術当日から術後のリハビリテーション

腰椎の生理的な前弯を保つような ADL 指導が重要と考え，運動療法では腰椎の安定化と腰椎の生理的な前弯の獲得を意識して行っている．立位になるときもまっすぐ天井から糸で引き上げられることをイメージしてもらう（図4）．座位，立位姿勢で腰椎の生理的な前弯を保てない要因に対し，ストレッチや筋力トレーニングを行っている．股関節には可動性の向上，腰椎には安定性の向

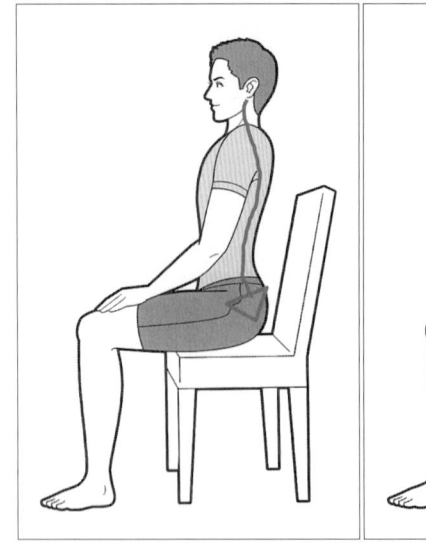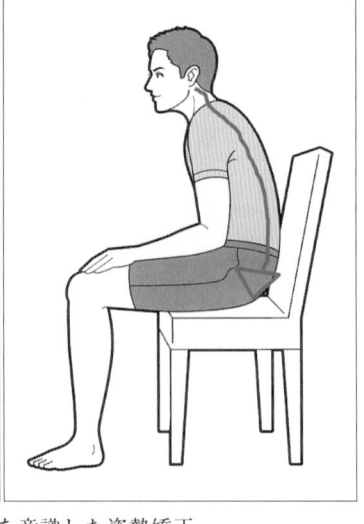

a｜b

図 3. 腰椎の前弯を意識した姿勢矯正

a：頚椎前弯，胸椎後弯，腰椎前弯を成し，骨盤も前傾し理想な座位姿位

b：頚椎前弯，胸椎後弯，腰椎前弯ともに減少し，骨盤も後傾し，背筋も緊張した不良座位姿位

(McKENZIE R：自分で治せる！腰痛改善マニュアル．銅冶英雄，岩貞吉寛(訳)，pp. 42-44，実業之日本社，2009．より改変)

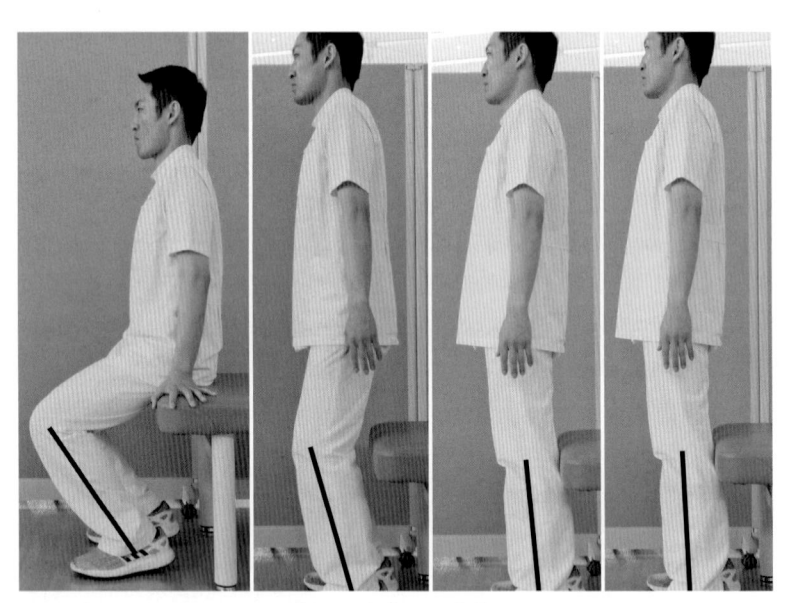

図 4. 座位から立位

上を意識して理学療法士が指導している．股関節周囲筋にはストレッチ(ハムストリング，腸腰筋，大腿直筋など，**図5，6**)，腹筋，背筋群には筋力トレーニング(安定化エクササイズ)を行っている．**図 5-b** に示した四頭筋ストレッチは病室でも可能なストレッチである．転倒リスクがあっても

壁に手をつくことで体幹を意識しつつストレッチを行ってもらう．リハビリテーションの時間だけがリハビリテーションではなく，病室での時間こそ，セルフリハビリテーションの時間と考え，わからないところは翌日のリハビリテーションで担当理学療法士や主治医に尋ねてもらうようにして

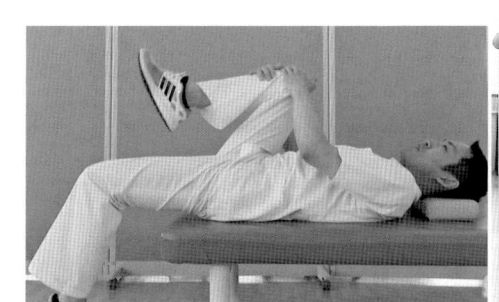
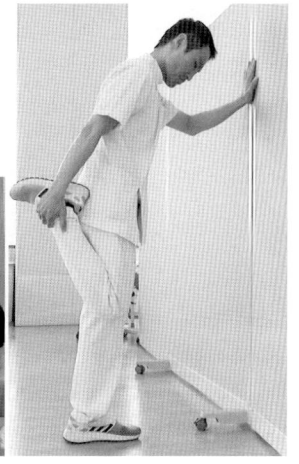

図 5．四頭筋と腸腰筋のストレッチ
a：左股関節伸展，膝関節屈曲で左腸腰筋のストレッチ
b：壁に手をつき，体重を支えながら大腿四頭筋のストレッチ

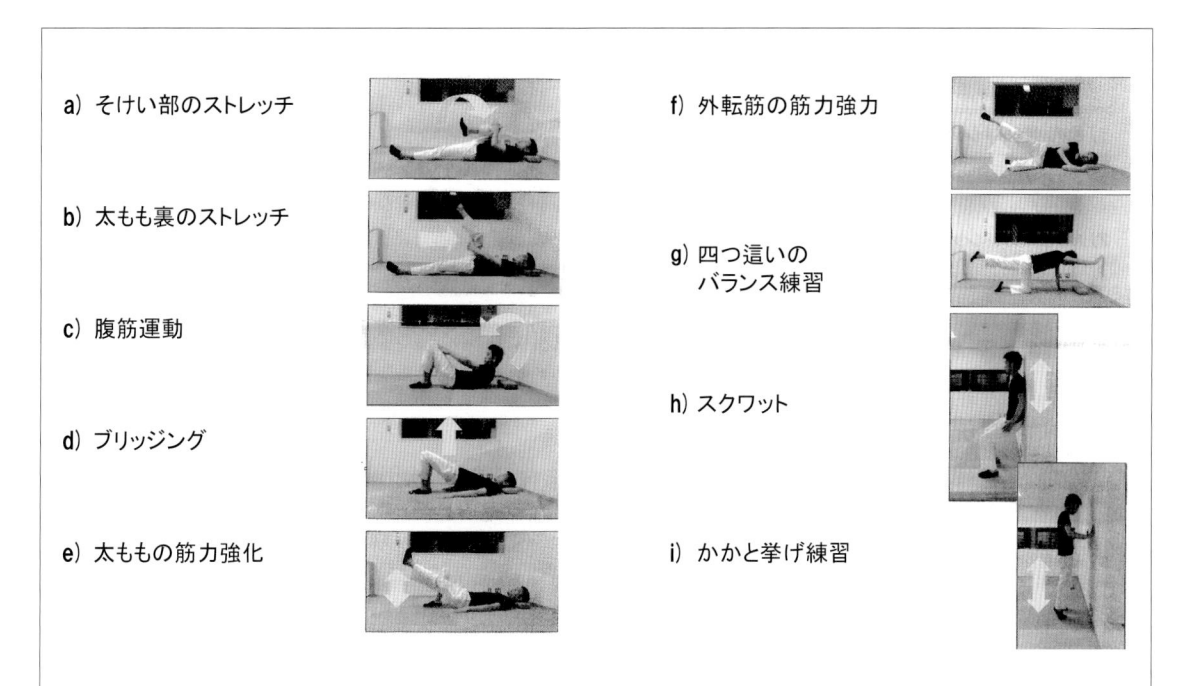

a）そけい部のストレッチ

b）太もも裏のストレッチ

c）腹筋運動

d）ブリッジング

e）太ももの筋力強化

f）外転筋の筋力強力

g）四つ這いの
　　バランス練習

h）スクワット

i）かかと挙げ練習

図 6．患者に手渡す自主練習メニュー

いる．入院中，しっかり学習し，退院してからも自宅で継続してもらえるように指導する（図6）．腰椎椎間板ヘルニア，腰部脊柱管狭窄症，腰椎変性すべり症に対し内視鏡下手術を積極的に行っているが，内視鏡下手術であっても，脊椎固定術であっても，可能なら当日から座位・歩行を許可している．腰椎椎間板ヘルニアの場合，特に腰椎前屈など，椎間板に強い負荷がかかるような動作は避ける．腰を曲げるのではなく，股関節を屈曲す

ることで腰椎に負荷がかかりにくくなることを指導し，腸腰筋やハムストリングスの柔軟性を高めるようにストレッチを指導する．術後3日目から疼痛のない範囲で愛護的な SLRT（下肢挙上テスト）を行う．また併せて，腹筋筋力エクササイズを開始する．この時期は等尺性や pelvic tilt を利用した腹筋収縮に努め，患者自身が疼痛を感じなければ少しずつ可動域を獲得していく．Draw in を行うときはプレッシャーバイオフィードバック式

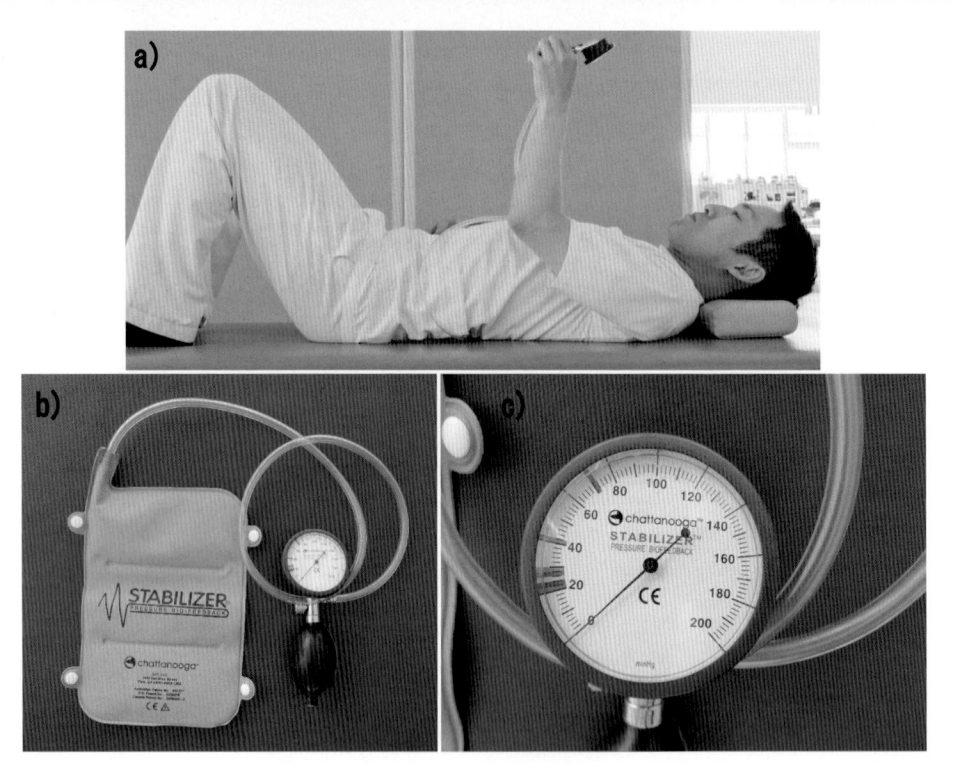

図 7. STABILIZER™ を用いた draw in

トレーニング装置であるSTABILIZER™（CHATTANOOGA 社）を用いてアウターマッスルとインナーマッスルの収縮状況をメーターで確認して，関節の安定性に寄与するローカルマッスルの機能不全を評価する（**図7**）．腹臥位における腹横筋・多裂筋の筋機能テストとトレーニング，仰臥位における腹横筋トレーニング，下肢負荷を用いた腰椎−骨盤姿勢制御のトレーニング，腸腰筋・大腿四頭筋・大胸筋・広背筋に対するストレッチ中の腰椎−骨盤姿勢制御のテストとトレーニングを行う[10]．

自転車エルゴメーターなど，荷重位での運動の際には体幹が前屈しないよう指導して行わせる．エルゴメーターでは持ち手を高くすることで体幹を垂直に保つことができる．

さいごに

周術期のリハビリテーションは理学療法士が中心となるが，入院中患者の歩行する姿位は，看護師がよく見ており，コメディカルにも姿勢状況を報告してもらっている．座位・立位時の姿勢指導は，主治医でも回診時に簡単に行うことができる．退院すると意外に姿勢や歩行姿位を忘れていることもあり，外来でも診察室に入ってくるときの歩行状況や診察時の座位などを観察し，再度指導することもある．「患者が外来で診察室に入ってくるときから診察は始まる」と，筆者が大分医科大学学生時代に恩師の鳥巣岳彦先生（大分大学整形外科名誉教授，九州労災病院名誉院長）から学んだことを今でも心に留め，診療している．患者と接する時間が多いコメディカルと情報共有し，患者にとってベストな治療を提供できるようなチーム医療が重要であることは言うまでもない．

謝　辞

当院の歴史について資料提供を頂いた当院就労支援センター 豊永敏宏先生，整形外科 神宮司誠也副院長に感謝を申し上げます．

文　献

1) 岩本幸英：職業災害医学における整形外科の役割．日職災医誌，**66**：323-329，2018．
2) 川崎洋二ほか：頚椎疾患の理学療法における姿勢へのアプローチ．理学療法，**33**(2)：114-124，

2016.

3) Page P, et al(著)，小倉英子(監訳)：ヤンダアプローチ　マッスルインバランスに対する評価と治療，三輪書店，2013.

4) Craig L, et al(著)，菊地臣一(監訳)：脊椎のリハビリテーション：臨床マニュアル上巻・下巻．エンタプライズ出版部，2008.

5) Cook G(著)，中丸宏二ほか(監訳)：ムーブメント．NAP，2014.

6) 荒木　茂：マッスルインバランスの理学療法．pp. 3-4，運動と医学の出版社，2018.
Summary　マッスルインバランスについて診断・評価からエクササイズまで記載されわかりやすい．

7) 本橋恵美：Joint by Joint Theory. 臨スポーツ医，**33**：908-916，2016.

8) 西良浩一(編)：極めるアスリートの腰痛．pp. 136-150，文光堂，2018.
Summary　アスリートにおける腰痛における病態からエクササイズ，手術療法までまとめてある腰痛治療する医療者の必須の教科書．

9) Imamura T：Critical Points Regarding Chronic Musculoskeletal Pain Management Using Analgesics in Elderly Patients. *EC Orthopaedics* 1. S1：S1-S4, 2016.

10) Hodges PW, Richardson CA：Contraction of the abdominal muscles associated with movement of the lower limb. *Phys Ther*, **77**(2)：132-142, 1997.

病院と在宅をつなぐ
脳神経内科の摂食嚥下障害
―病態理解と専門職の視点―

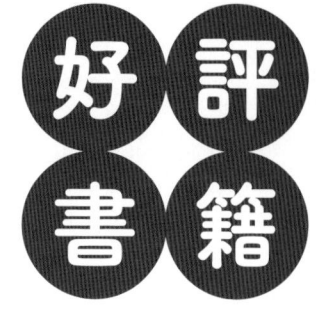

 編著 **野﨑 園子**

関西労災病院 神経内科・リハビリテーション科 部長

2018年10月発行　B5判　156頁
定価（本体価格 4,500円＋税）

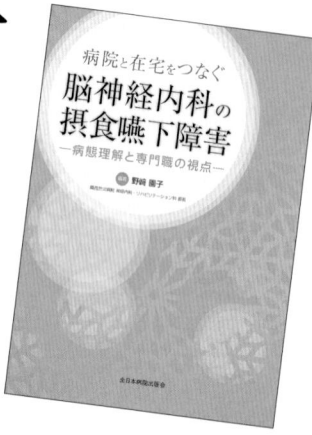

「疾患ごとのわかりやすい病態解説＋13の専門職の視点からの解説」
在宅医療における脳神経内科の患者の摂食嚥下障害への介入が丸わかり！さらに、Q&A形式でより具体的な介入のコツとワザを解説しました。在宅医療に携わるすべての方にお役立ていただける一冊です！

Contents

全日本病院出版会　〒113-0033 東京都文京区本郷 3-16-4　Tel:03-5689-5989
www.zenniti.com　Fax:03-5689-8030

MB Med Reha **No.242**：**61-67**, 2019

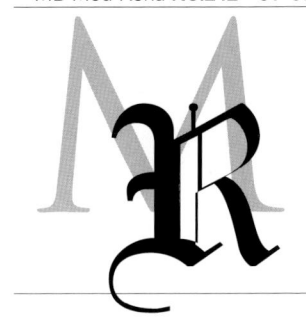

特集／運動器慢性疼痛マネージメントにおける
リハビリテーション診療の意義と重要性

地域における慢性疼痛に対する集学的治療

大友　篤[*1]　伊達　久[*2]

Abstract　厚生労働省 慢性の痛み対策研究事業では集学的治療を推進している．大学病院では「痛みセンター」として診療体制が整い，集学的治療に取り組んでいるが，地域における医療施設や開業医では医療環境，経営上の問題，慢性疼痛に対する医療者や患者の理解が不十分なため，慢性疼痛患者へのアプローチの体制が整っていない施設が多い．そのため，本稿では当院で行ってきた集学的治療の取り組みを報告するとともに，地域における慢性疼痛に対する集学的治療の必要性，チーム医療，当院の各コメディカルの役割，集学的治療について考察する．

Key words　集学的治療(multidisciplinary treatment)，地域医療(local medical)，チーム医療(team medical)，慢性疼痛(chronic pain)

はじめに

痛みは本来，物理的な刺激や外傷によって引き起こされる生体の警告系としての働きがある．しかし，何らかの要因で長期化した痛みを慢性疼痛という．慢性疼痛とは，「治療に要すると期待される時間の枠を超えて持続する痛み，あるいは進行性の非がん性疼痛に基づく痛み」(国際疼痛学会 ISPA)と定義[1]されている．

痛みが慢性化する要因には，器質的・身体的な問題の他に，心理社会的な問題がある．身体的な痛みが心理的な要因を引き起こしているか，心理的な要因が身体的な痛みを引き起こしているかについては不明な点が多い．しかし，両者の相互作用により ADL の低下，QOL の低下を招き病態を複雑化・難治化していることが考えられている(**図 1**)[2]．

このように，病態が複雑化している慢性疼痛患者に対して，一般的な生物学的モデル(組織の損傷の程度，免疫反応，炎症の程度)で捉えるのではなく，心理社会的因子(やる気，抑うつ傾向，健康感，家庭生活，学校・仕事でのストレス)も含めた生物心理社会的モデルで捉えなければならない．そのため，多角的に慢性疼痛患者を捉えるための評価・治療を展開するためには，多職種がかかわる集学的治療が必要である．

集学的治療とは，医師・歯科医師・看護師・心理士・リハビリテーションスタッフ・ソーシャルワーカーなどの多分野・多職種で構成されるチームで提供する医療のことである．それぞれスタッフの役割は，慢性疼痛に対する個々の専門性を活かし評価・治療介入を行うものである．欧米諸国では各領域の専門家が集まり，集学的痛みセンターが構築され効果を示している．我が国においては，慢性疼痛治療体制の構築を目的とした厚生労働省の「慢性の痛み対策研究事業」の報告がある．これによると，現在稼動している大学病院の痛みセンターにおいて集学的治療を行うことによ

[*1] Atsushi OTOMO，〒 982-0011 宮城県仙台市太白区長町 4-3-55　仙台青葉学院短期大学リハビリテーション学科，准教授／仙台ペインクリニック，理学療法士
[*2] Hisashi DATE，仙台ペインクリニック麻酔科

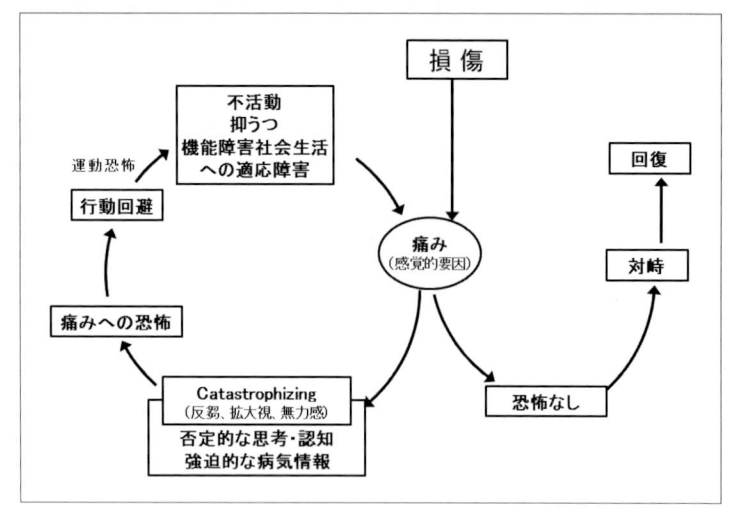

図 1.
痛みの恐怖-回避（fear-avoidance）モデル
（文献 2 より改変引用）

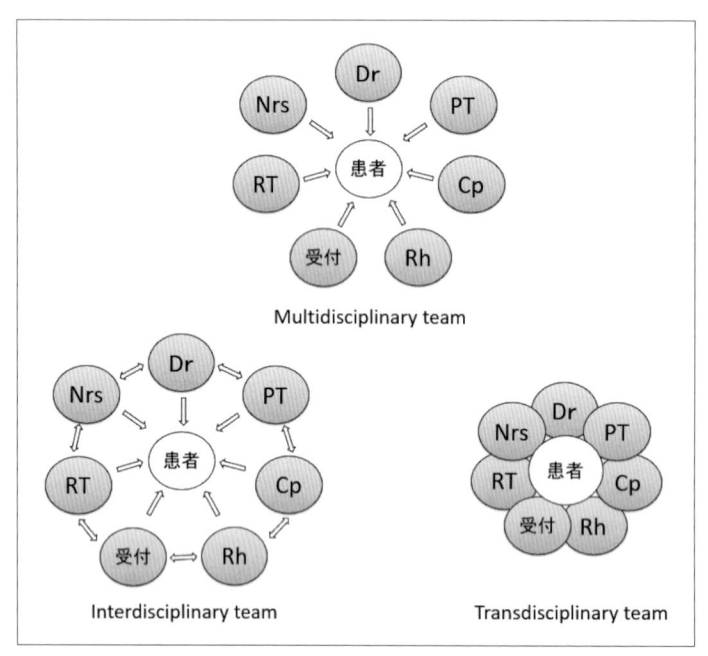

図 2.
チーム医療のモデル
Dr：医師，Nrs：看護師，PT：理学療法士，RT：放射線技師，Cp：臨床心理士，Ph：薬剤師

り，numerical rating scale；NRS，ロコモ 25，pain disability assessment；PDAS，hospital anxiety and depression scale；HADS，EuroQol 5 Dimension；ED-5Q，アテネ不眠尺度において有意な改善がみられたことが報告[3]されている．2018 年に発行された「慢性疼痛治療ガイドライン」では，施行することを強く推奨している[4]．しかし，このような集学的治療は，多分野・多職種の専門職がいる大学病院のような施設で取り組まれているが，地域におけるクリニックなどでは，なかなか集学的な体制を組めないのが現状である．今回，地域における慢性疼痛患者に対する集学的治療について，仙台ペインクリニックで行っ

ている集学的治療について述べる．

チーム医療

「チーム医療」とは，医師・看護師などの各医療職が専門性を最大限に発揮し，かつ連帯・協働して提供する医療と定義[5]されている．「チーム」とは，「共通の目的，達成目標，アプローチに合意してその達成を誓い，互いに責任を分担する補完的な技術を持つ少人数の人たちである」と定義[5]されている．少人数の組織においては，「個性，部署の機能，職位といった違いを超えて共通の計画に取り組み，互いに結果に責任を持つ」ことが比較的実施可能となりやすいことが報告[6]されてい

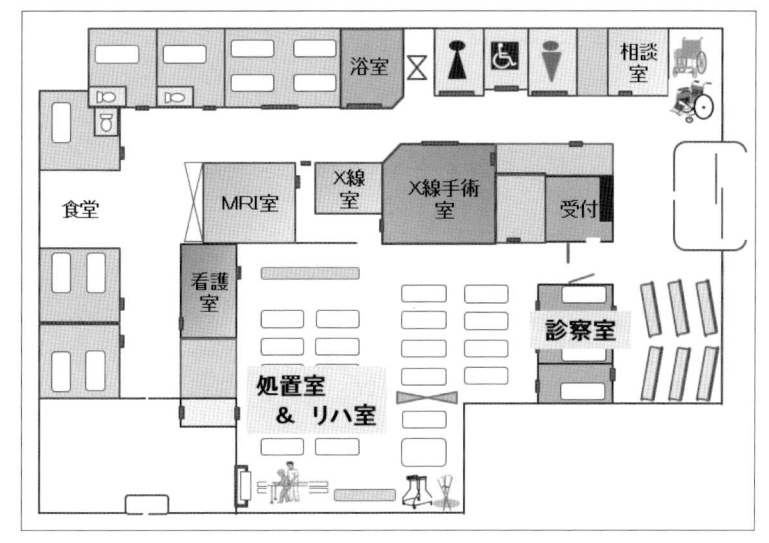

図 3. 仙台ペインクリニック
入院患者ベッド数 11 床，処置室＆リハビリテーション室の処置台とプラットホーム総数 20 台．

る．チーム医療のモデル[7]（**図 2**）には，以下の 3 つのモデルがある．

1．Interdisciplinary［学際的・境界的］

異なる職種の人々が共通のプロジェクトに対して，力を合わせて協力して取り組む．それぞれの職種は互いに意思の疎通をはかり，他職種の専門性や能力を信頼し，同じ目標に向かって協働する．

2．Multidisciplinary［学際的］

多くの専門分野にわたる．異なる職種の人々が 1 つのプロジェクトに対して，併行的または連続的にそれぞれ独立して固有の職業分野の役割を果たす．救急や急性期などで求められる緊急な課題に対応する場面で多くみられるチーム医療である．

3．Transdisciplinary［学際的・分野横断的・学融合的］

異なる職種の人々が共有した概念を有しつつ，共通のプロジェクトに対して，仕事や技術を共有しながら取り組むことである．自己の専門領域を超え，できることはカバーし合いながら協業する．

慢性疼痛治療において interdisciplinary の形態で取り組むものが望ましいが，クリニックなどの少人数の施設では，互いがカバーする transdisciplinary の形態で取り組みを行うのが実際的である．

当院での集学的治療の現状

1．施設紹介

仙台ペインクリニックは，東北地方の宮城県仙台市にある．現在のスタッフは医師 9 名（含非常勤 3 名，研修 2 名），看護師 11 名，臨床心理士 2 名（含非常勤 1 名），放射線技師 2 名（含非常勤 1 名），事務受付 7 名，理学療法士 6 名（含非常勤 1 名），薬剤師 1 名である．全員が 1 つのチームとして 1 つのフロア（**図 3**）で慢性疼痛患者の治療を行っており，職員全体に協働思考が強い職場である．当院はクリニックとしての性質上，プライマリーな診療施設として地域に根ざしている一次医療機関であるが，難治性疼痛患者などは大学病院をはじめ地域中核的病院などからも紹介されてくる二次医療機関の役割も担っている．当院のクリニックとしてのメリットは，環境的に同じフロアに多職種がいるため，空き時間などに容易にカンファランスを開催したり，患者対応を迅速に行ったりすることができる点である．また，処置室や X 線透視室は，診察室やナースステーションに隣接しているため患者の容態が急変してもすぐに対応できる環境である．また，処置室と理学療法室が一体化されているため各神経ブロック前後のリハビリテーションとのリアルタイムでの連携が可能になっている．加えて，臨床心理士（公認心理師）と

理学療法士とが密に連携をはかり，臨床心理士が心理面を評価し，理学療法士が姿勢やバイオメカニズムを評価することで，患者を多面的に知る（理解する）ことができるようになり，理学療法を行ううえでも実践的で具体的なアドバイスが得られている．

難治性慢性疼痛患者は，多くの医療機関や民間療法を経験していることが多い．ドクターショッピングをしてきた患者では，当院は大学病院の痛みセンターとは異なり開業医であるため，待ち時間が少し長いだけで，医療スタッフに対する不満が多くなり，クリニックに対する不信感を抱かれてしまいがちになる．すぐに文句を言いやすいということに関しては，クリニックというプライマリーな診療施設だからであるが，不満を抱いた患者の治療を開始するうえでは，このような感情は大きなマイナス面からのスタートとなってしまう点に注意が必要である．神経ブロックや痛みに特化した運動療法を開始すると，一時的ではあるが鎮痛が得られることがある．このことをきっかけに信頼関係（ラポール）を構築していくことで，継続的な治療につなげていくことが重要である．前医までと同様な治療で対応しては，すぐに患者に逃げられてしまう．慢性疼痛患者は難民化させないためにも，一刻も早く適切な治療を開始すべきである．リハビリテーションは機器に頼った物理療法ではなく，患者の筋緊張や可動域などを丹念に評価し，痛みに特化した運動療法を行うべきである．まずは，痛みの周辺から施術していき，徐々に痛みの部分へ進んでいくと痛みの増強が起こりにくい．

痛みを持った患者に運動療法を行う場合，理学療法士は「痛みが強くなったらどうしよう」と心配なることがあるかもしれない．しかし当院では，医師から「痛みが強くなったら我々がどうにかするから，思い切ってやって欲しい」と言われている．これはスタッフ間の連携がとれているからできることである．慢性疼痛患者の多くは，神経ブロックや薬物療法，理学療法などで痛みが軽減す

る．しかし，心理社会的因子が強いような一部の患者は難治する傾向がみられ，難治化する患者に対しては集学的治療を行っている．

しかし，当院も開設当初から集学的治療ができる体制が整っていたわけではなかった．2005年の開設時には，医師1名，看護師3名，事務員3名だけであった．その後理学療法士が勤務し，神経ブロックと運動療法を併用しながら治療を行って一定の効果を示した．その後，神経ブロックと運動療法の併用療法でも効果を示さない患者も増え，臨床心理士や薬剤師もチームに加わりチーム医療の形態が整い，集学的治療の体制が整ってきた．当院での集学的治療では，interdisciplinaryの形態に transdisciplinary の形態も含んでいるのが特徴である．

2．当院での医療スタッフの役割

1）医　師

総括責任者である．病態の診断・治療を行う．集学的治療の対象となる患者を選出し，患者に対して治療を説明し同意を得る．また，スタッフに対する集学的治療の教育を行う．入院認知行動療法プログラムでは，医師は認知行動療法の適応があるかどうかを判断する．適応となる患者と判断した場合は，入院前に患者に対して認知行動療法プログラムの説明を詳しく行い，神経ブロックなどの侵襲的な治療でないことを理解してもらったうえで入院させる．また，入院中の講義では痛み（痛みの定義やどのように脳に伝わっているのかなど）や疼痛行動についてなど，患者への痛みの教育を行う．また，入院中のスタッフカンファランスの司会を行う．

2）看護師

外来では，各神経ブロックや検査の介助を行っている．また，各神経ブロック中のリスク管理，ブロック後の効果確認，必要に応じ患者が医師に話し忘れた内容を聞き取るなど診療の補助を行っている．入院では，各神経ブロック・手術後の患者の管理，患者が置かれた入院環境・状況に合わせ環境を整備・工夫し，入院での日常生活を援

表 1. 歪んだ認知

認知の歪み	思考パターン
1. 全か無かの法則	ものごとを白か黒かのどちらかで考える思考法. 少しのミスがあれば完全な失敗とする.
2. 一般化しすぎ	たった1つの良くない出来事があると, 世の中すべてこれだと考えてしまう.
3. 心のフィルター	たった1つの良くないことにこだわって, そればかりくよくよと考え, 現実を見る目が暗くなってしまう.
4. マイナス化思考	なぜか良い出来事を無視してしまうので, 日々の生活がすべてマイナスのものになってしまう.
5. 結論の飛躍	根拠もないのに悲観的な結論を出してしまう.
6. 拡大解釈(破局化)過小評価	自分の失敗を過大解釈し, 長所を過小評価する.
7. 感情的決めつけ	自分の憂鬱な感情は現実をリアルに反映していると考える.
8. すべき思考	何かをやろうとするときに「〜すべき」「〜すべきではない」と考える.
9. レッテル貼り	極端な形の「一般化しすぎ」.
10. 個人化	何か良くないことが起こったとき, 自分に責任がない場合でも自分のせいにしてしまう.

(文献7より改変引用)

助・管理している. 入院時における行動評価も重要な役割である. 病気とその治療方法, 心身の状況, そして現在に至るまでの経過を理解しケアを行っている. 入院認知行動療法プログラムでは, 看護師は患者の疼痛行動を強化しないように, また, 適応的な行動を強化するように病棟での対応を行う.

3) 理学療法士

慢性疼痛患者に対しての理学療法の目的は疼痛軽減のための運動指導である. その際, 神経ブロック併用をしながらの理学療法を施行している. 慢性疼痛の場合は, 患者の歪んだ認知[8](表1)を修正・転換し, いかに能動的に運動に結び付けるかが重要である. そのため, 患者の身体機能面ばかりでなく, 心理社会的側面も捉えたうえでの運動療法の提供が必要である. 運動療法を行うための身体的機能評価(関節可動域・筋力・身体活動量)も重要な患者教育の資料となる. 認知行動療法プログラムでは, 慢性疼痛に対する運動の意義について教育し, 身体機能の評価, 運動プログラムの設定を行っている. 現在, 当院には作業療法士が不在のため, ADL・職能的な部分の患者指導を行っている. 患者と接する時間の長い理学療法士は, 多くの情報を聴取でき, 他職種に伝えるこ

とも役割である[9].

4) 臨床心理士

慢性疼痛患者では心理社会的因子が関与していることが多い. そのため, 臨床心理士は生育歴や現在の社会環境がどのように痛みに関与しているかを評価し, 歪んだ認知を修正・転換するための気付きを膨らませていくことを行っている. また, 入院認知行動療法では, 患者に対しての痛みの心理教育や認知再構法やリラクセーション法の習得を行っている.

5) 放射線技師

MRI や X 線の画像所見の異常所見を特定するための医師のサポート役として, 診断の補助としての業務に当たっている. また, 他職種に対する画像所見の見方などの教育も行っている.

6) 薬剤師

慢性疼痛患者はとかく処方が多くなりがちである. 患者に対して薬の作用機序や副作用などをわかりやすく説明する. 同時に多剤処方されている薬剤の整理を行う. オピオイドなどは惰性的に長期投与されていないかを医師と協議する.

7) 事務受付

病院では事務受付が患者の最初の窓口である. 事務受付は, 受診時の対応で口調や表情などから

	月曜日	火曜日	水曜日	木曜日	金曜日	土曜日
8:30〜	全体カンファ ミニ職員勉強会					
9:00 〜 10:00	医師による 講義	自 主 ト レ ー ニ ン グ				
11:00 〜 12:00		臨床心理士 による講義		臨床心理士 による講義		
12:00 〜	昼食					
13:00 〜 14:00	リハビリテーション					
14:00 〜 15:00					理学療法士 による講義	
16:00 〜 17:00	自 主 ト レ ー ニ ン グ					
業務終了後	チームカンファ					チームカンファ

図 4. 入院認知行動療法プログラム
毎日コラム法や加速度計による身体活動量の測定も行っている.

患者の怒りや不安などの待ち時間の患者の状態を観察することができ，そのときの患者情報が治療の一助となる．そのため当院では，事務受付も含みチームの一員として同じフロア環境で働いている.

3．集学的治療（当院での入院認知行動療法[10]プログラム，図4）

当院での認知行動療法を取り入れている対象者は，入院での認知行動療法に同意した慢性疼痛患者である．治療内容は，原則的に痛みに対する新たな治療は行わず，疼痛行動を助長しないように医療者は痛みの訴えには対応しないことで統一し4週間入院で行われる.

週に1回の医師・理学療法士の講義，週2回の臨床心理士の講義で，患者教育を行う．その際に，午前・午後1日2回の自主トレーニング，各部門からの課題を提示し，入院期間中に取り組んでもらう．患者には活動量計を常時装着してもらい，客観的にも行動の変化を実感してもらう．また，コラム法や各種心理検査，バイオメカニックの検査なども定期的に行い評価する.

そして，週に1〜2回の医師・看護師・臨床心理士・理学療法士の代表者がカンファランスを行い，はじめに入院中全体での目標を設定する（大目標）．また，週ごとの具体的な行動目標（小目標）を設定する．毎週のカンファランスで1週間の振り返りや患者の様子，来週の目標について決定す

る．カンファランスの内容は記録用紙にまとめファイリングし，スタッフ全員が情報を共有するようにしている.

このように，当院でも多職種が協力し合いながら認知行動療法プログラムを行っている.

おわりに

現在，集学的治療は大学病院などの「痛みセンター」を中心に取り組まれているが，慢性疼痛の患者数を考えるとまだまだ対応できる施設は不足しており，慢性疼痛の患者が難民化することが考えられる．そのため，地域における医療機関・開業医が地域に根ざした集学的治療「草の根ペインセンター」[11]を始めなければならない．地域に根ざしたかかりつけ医であるからこそ普段のコミュケーションも取りやすく，患者教育もしやすいのがメリットである．このように「草の根ペインセンター」が広がれば，難民化を避けることができるのではないかと考えられる.

今回，当院における各コメディカルの役割，集学的治療体制について説明した．当院は開設から試行錯誤のうえ，現在の診療体制が確立されてきた．地域医療では，医療環境，経営上の問題（診療報酬の問題），慢性疼痛に対する医療者の理解が不十分なため，慢性疼痛患者へのアプローチの体制が整っていない施設が多いが，地域における医療機関，開業医が集学的治療を始めるには，医師

を中心として他職種との慢性疼痛についての勉強
会やカンファランスを企画し，小規模な集学的治
療を PDCA（Plan⇒Do⇒Check⇒Action）サイク
ルで回すことが必要ではないかと考える．

文　献

1) Merskey H, et al：IASP Task Force on Taxon-
   omy Classification of Chronic pain, 2nd ed. IASP
   Press, pp. 209-602, 1994.
2) Vlaeyen JW, Linton SJ：Fear-avoidance and its
   consequences in chronic musculoskeletal pain：
   a state of the art. *Pain*, 85(3)：317-332, 2000.
3) 厚生労働科学研究成果データベース：慢性の痛み
   診療・教育の基盤となるシステム構築に関する研
   究．〔https://mhlw-grants.niph.go.jp/niph/
   search/NISR00.do〕(2019 年 4 月 30 日閲覧)．
4) 慢性疼痛治療ガイドライン作成ワーキンググ
   ループ：慢性疼痛治療ガイドライン第 1 版．真興
   交易(株)医書出版部，2018.
5) 飯田修平，飯塚悦功：医療の質用語事典，p. 154,
   日本企画協会，2005.
6) Katzenbach JR, et al：The Wisdom of Teams：
   Creating the High-Performance organization.
   p.45, Harvard Business school press, 1993.
7) 上月正博：チームアプローチと重複障害．上月正
   博ほか(編)，重複障害のリハビリテーション, pp.
   43-49, 三輪書店，2015.
8) 大道裕介，牛田享宏：慢性疼痛への包括的アプ
   ローチ．理療ジャーナル, 46(2)：101-108, 2012.
9) 大友 篤，伊達 久：地域医療におけるペインリ
   ハビリテーション．*Pain Rehabil*, 8(1)：18-23,
   2018.
10) ジョン・D・オーティス(著)，伊藤雅臣，清水英
   司(監訳)：慢性疼痛の治療　治療者向けガイド―
   認知行動療法によるアプローチ．第 1 版，pp. 1-
   100，星和書店，2007.
11) 伊達 久：ペインクリニック開業における医療連
   携．ペインクリニック, 38(8)：1078-1084, 2017.

MB Med Reha **No.242**：**68-76**, 2019

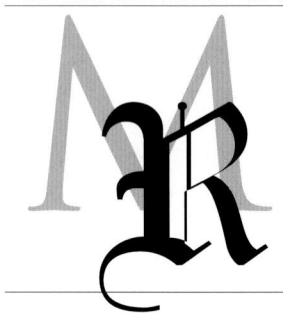

特集／運動器慢性疼痛マネージメントにおける
リハビリテーション診療の意義と重要性

入院による集学的治療における
リハビリテーション診療の意義

髙橋直人[*1]　　矢吹省司[*2]

Abstract　運動器慢性痛に対し，有効性や費用対効果および医原性合併症の少なさから，多職種の専門家がチームとして治療に携わる集学的痛み治療は，高いエビデンスを有し，強く推奨されている治療法の1つである．運動器慢性痛を，生物学的因子（神経，筋肉を含めた軟部組織や骨など運動器の各組織において病理的・解剖的な異常が生じたことにより引き起こされる疾患・疾病による要因）と心理社会的因子（意欲，抑うつ度，健康や生活への不安，家族生活や学校・仕事場のストレスなど，年齢や環境，社会的立場まで考慮したストレス環境による要因）の両方を兼ね備えた生物心理社会モデルとして捉え，認知行動療法と運動療法を基盤とし，多角的かつ包括的に診断し，治療方針を立てたうえで，集学的リハビリテーションを含めた治療を実践することが重要である．本稿では，福島県立医科大学附属病院と星総合病院における入院による集学的治療におけるリハビリテーション診療の意義について検討する．

Key words　運動器慢性痛（chronic musculoskeletal pain），多職種連携（multidisciplinary pain treatment），入院型集学的ペインマネジメントプログラム（inpatient pain management program）

はじめに

国際疼痛学会（IASP）では，生物心理社会的因子の混在した運動器慢性痛に対する治療として，有効性や費用対効果，および医原性合併症の少なさから，患者教育を徹底したうえで，患者本位で行われる認知行動療法，運動療法に基づいた集学的アプローチを推奨している．痛みは常に主観的で，客観的には評価ができないものである．また，痛みは多面性を持つ．そのため，運動器慢性痛に対する治療上の問題点は，症状が典型的でない場合や画像で異常が認められない場合，病態について患者が納得のいく説明をなされないことや，心理社会的因子が関与していることを推測できたとしても，客観的に評価することが困難であること

が挙げられる．疼痛管理と機能回復には集学的リハビリテーションが高いエビデンスを有し，強く推奨されている治療法である[1]．福島県立医科大学附属病院のリエゾン診療と，星総合病院慢性疼痛センターの入院型集学的痛み治療におけるリハビリテーション診療の実際とその意義につき紹介する．

福島県立医科大学附属病院のリエゾン診療

福島県立医科大学附属病院のリエゾン診療チームは，整形外科医，精神科（心身医療科）医，理学療法士，臨床心理士，看護師，ソーシャルワーカーの5職種6専門家で構成されている．リエゾン診療の流れは，整形外科医が問診，身体所見および必要な画像所見など器質的病変のスクリーニ

[*1] Naoto TAKAHASHI, 〒 960-1295 福島県福島市光が丘1　福島県立医科大学医学部疼痛医学講座／星総合病院整形外科／慢性疼痛センター
[*2] Shoji YABUKI, 福島県立医科大学医学部疼痛医学講座・整形外科学講座，教授

ングを行ったうえで，精神科医や臨床心理士が精神医学的評価や社会的背景などの心理社会的因子を評価し診断する．理学療法士は身体・運動機能評価を行い，運動療法指導を担当する．さらに，脳血流シンチや脳 MRI などの脳画像検査も実施する．これらの結果をリエゾンカンファランスにて多職種間で情報や意見交換を行い，病態の解析，診断，治療方針の決定を行う．リエゾンカンファランス(毎月1回，約2時間実施)は，1996年から開催されている．

患者の心理社会的因子の評価は，症状が出現した時期に大きな環境の変化や人間関係の変化がなかったかどうかを詳細に問診し，家族構成と関係性，生活歴，生育歴，学歴，職歴，職業と職場環境，仕事に対する満足度，趣味，経済状況，運動習慣，喫煙，肥満，交通事故・労災補償と訴訟の有無，社会的支援の有無を聴取する．本人だけで十分な情報が得られない場合には，家族や職場の関係者などの重要他者からの聴取が必要となる．しかし，問題点として社会的背景は症例毎に多様で客観的評価や系統的評価が困難であることが挙げられる．

1．リエゾン診療入院プログラム

現在行われている福島県立医科大学附属病院でのリエゾン診療入院プログラムは，評価と治療の導入を目的とした3週間のプログラムである[2]．1週目は，詳細な症状，病歴，既往歴，家族歴などの問診を行い，腰痛や両下肢痛のある場合には安静時だけでなく，歩行負荷試験や腰椎伸展負荷試験を行って症状と身体所見の変化を診察する[3]．また，X線，CT，MRI などの画像検査，必要なら骨密度検査などを行い，器質的要因の有無について検査を行う．さらに，1～2週目にかけて脳 MRI，脳血流シンチなどの脳検査を実施する．必要に応じてブロックでの疼痛分析を実践する．過去の治療歴について情報が不足している場合には，前医に問い合わせて資料を収集する．心理社会的因子について評価し，精神科医の介入を依頼する．精神科ではより詳細に社会的背景の聴取が

行われ，認知行動療法や薬物療法が導入される．また，必要に応じて知能検査や脳波検査が行われる．入院と同時に理学療法士の指導による運動療法を開始する．オピオイドを使用している場合には，漸減・中止を検討する．2～3週目にかけて薬の調整，自主運動の指導，精神科でのカウンセリングなどを行う．3週目にリエゾンカンファランスで診断と治療方針について話し合い，その結果を説明する．退院後も定期的な通院で治療を継続する．退院後の受診の際には整形外科と精神科の両方を受診するように指導する．

精神医学的評価は，整形外科患者における精神医学的問題を知るための簡易問診票(brief scale for psychiatric problems in orthopaedic patients；BS-POP)[4]とミネソタ多面人格目録(Minnesota multiphasic personality inventory；MMPI)[5]を用いて行っている．患者に対する印象だけで精神医学的問題の存在を疑うのではなく，客観的に評価している．

2．リエゾン診療でのリハビリテーション治療

リエゾン診療での理学療法士の役割は，能動的な運動療法の指導・教育といったリハビリテーション治療を担うことである[6]．入院と同時に身体・運動機能評価を行ったうえで，体幹ストレッチ，筋力強化，歩行訓練などの運動療法を実践する．

3．リエゾン診療の現状と治療成績および問題点

2006～17年までリエゾン診療で入院した症例は155例(平均年齢56.4歳，罹病期間平均9年8か月)であった．BS-POP や MMPI を用いて精神科医により判断された精神医学的診断では，身体表現性障害が最も多く，人格障害，および広汎性発達障害や注意欠如多動性障害を含めた発達障害も多数みられ(**表1**)，運動器慢性痛にこれらの精神医学的病理が関与する可能性が高いと考えられる．

運動器慢性痛患者の社会的背景は，家族問題が最も多く，次いで仕事や学校での問題が多いという結果であった(**表2**)．

リエゾン診療の効果としては，医療不信の払

障害／診断名	症例数
身体表現性障害 症状を説明できる器質的な異常所見に乏しく、心理的要因によって身体症状に影響が出ている種々の障害の総称.	126
人格障害 極端な考えや行為によって、結果として社会への適応を困難としたり、症状によって苦しんでいる状態に陥る.	38
発達障害 広汎性発達障害(自閉症、アスペルガー症候群)、注意欠如多動性障害など.	27
気分障害	18
認知症	8

表 1.
福島県立医科大学附属病院リエゾン入院プログラムを受けた患者の精神医学的診断（重複あり）

表 2. 福島県立医科大学附属病院リエゾン入院プログラムを受けた患者の社会的背景

社会的要因	内訳	例
家族問題	親子問題	33
	夫婦問題	25
	兄弟姉妹問題	6
	嫁姑問題	5
	キーパーソンの他界	12
	その他	8
仕事での問題		17
学校での問題		4
経済的問題		4
被虐待体験		4
薬物依存		2
交通事故		3
労災		2
その他		30

拭、薬の調整、運動療法の導入、痛みへの認知の改善、および環境調整が挙げられる。治療成績は、改善または外来通院が90％で、不変または3か月以上入院および再入院がそれぞれ5％であった。

現行でのリエゾン診療の問題点は、短期間での入院で、各部門で実施できる診察や各種検査、およびリハビリテーション治療などに時間をかけて行うことが困難な面があるなど、大学病院という施設の特徴から、集学的治療に制約が多いことが挙げられる。

星総合病院での入院型集学的痛み治療

星総合病院慢性疼痛センターの診療チームは、

整形外科医、精神科医、看護師、理学療法士、臨床心理士、薬剤師、および管理栄養士の6職種7専門家で構成されている。当院での運動器慢性痛の評価と診断の流れは、まず慢性疼痛センター外来にてコーディネーターが問診し、整形外科医が身体所見および画像所見などから器質的病変をスクリーニングしたうえで、理学療法士が身体・運動機能評価を行い、臨床心理士が社会的背景などの心理社会的因子の評価として疼痛心理面接を行い、精神科医が精神医学的評価・診断を行う手順となっている。さらに脳血流シンチや脳スペクトロスコピーなどの脳画像検査を行い、脳機能を客観的に評価している。各職種が十分に評価したうえで、毎週1回約1〜2時間のカンファランスを施行しており、身体所見や画像所見、患者の身体機能や心理社会的因子などに関して多職種間で情報や意見交換を行い、病態の解析、診断、および治療方針の決定を行っている。

星総合病院での入院型ペインマネジメントプログラム(以下、入院プログラム)による集学的痛み治療は、運動、認知行動、生活習慣、栄養、および薬剤などの管理調整を主体とした3週間の集学的教育入院プログラムである。その目的は、痛みの管理法や運動の習慣を身に付け、痛みに左右されない行動や生活習慣を獲得し、生活の質を向上させることである。対象患者は、運動器慢性痛のため就労や通学が困難な人、日常生活が制限されている人、仕事や学校への復帰を望む人としており、現行では、1回の入院で2名までの患者を受け入れている。

入院プログラムの内容は、各職種による講義を

行い，多職種による認知行動療法，理学療法士による運動療法，臨床心理士による心理療法，必要な場合に薬物療法を行うものとなっている．その特徴は，睡眠や栄養面などにおける日常生活上の悪い習慣の是正，運動器慢性痛に対する考え方，それに対処する方法の教育指導，薬剤師による薬剤の整理と，使用している薬剤について患者の理解を促すこと，そのほか本人のみならず重要他者も講義の聴講や心理療法プログラムに参加することなどがある．

1．入院プログラムでのリハビリテーション

入院プログラムにおける理学療法士の役割は，能動的な運動療法の指導・教育を行うことによりリハビリテーション治療を担うことである[6]．理学療法士は，患者の身体機能を評価し，自己管理可能な運動を提案し，継続できるような回数や負荷量を設定する必要がある[7]．運動療法を実施するうえで妨げとなる要因として，恐怖回避思考などの心理的要因と廃用症候群などの身体的要因を含む患者側要因，家族や職場内でのサポート不足などの環境要因，および治療者の慢性痛に対する理解不足や患者への説明不足などの医療機関側の要因などがある[8]．星総合病院では，運動器慢性痛患者に対し運動療法を適切に行うために，多面的痛み調査票(multidimensional pain inventory；MPI)[9]を用いて，治療反応性の異なる3つのサブグループ，① 機能障害群(dysfunctional type：DYS型)，② 人間関係苦悩群(interpersonally distressed：ID型)，および③ 適応対処群(adaptive cooper：AC型)に分類している．

① DYS型

家族などの重要他者が，患者の痛み行動に対して気遣いや義務の肩代わりなど過保護な反応を示すことが多いタイプである．疼痛により疾病利得を受けている状態である．疼痛があるため仕事を休み，家では家族が強力にサポートしてくれるため，痛み行動が強化され体を動かす必要がないので寝たきりなどの機能障害に陥る傾向がある．疾病利得に対峙する介入(オペラント行動療法)が有効とされている．

② ID型

重要他者からも責められるような状況下にあり，生活の中で多くの精神的ストレスを抱えている状態だが，自分の思考や感情を誰にも相談できずに悩んでいて，社会的支援が少ない傾向にあるタイプである．他人からの頼みごとを断ることができず，自分さえ我慢すれば良いと考えてしまいがちで自己主張を控えることが多い．疼痛を訴えることで罪悪感を減じたり，批判から逃れようとしたりする傾向があるため，自己主張訓練のような対人技能の獲得が必要とされている．

③ AC型

痛みや情緒的な苦痛が低く，健常人と同等とは言えないがDYS型やID型と比較すると高い生活管理能力を有しているタイプである．適切なアドバイスのみでも行動変容を起こしやすいとされているため，運動器慢性痛に対する正しい教育をすることが必要とされている．

それぞれのサブグループに対して異なった指導法を実践している．

2．理学療法士が行うサブグループ別の運動療法の指導方法

① DYS型

DYS型の問題点は，重要他者の過保護行動である．運動器慢性痛患者が疼痛を訴えると，家族などの重要他者が痛み行動を強化し，健康的な行動を弱化するため，患者自身の活動量が少ない状態であることが多い．そのため，重要他者に健康的な行動を賞賛・推奨してもらうことが必要である．運動もオペラント行動療法として実施するため，運動記録を部屋などに貼り出し，重要他者に褒めてもらうことを報酬とし，運動という行動を強化して継続できるようにする．

② ID型

ID型の問題点は，他者との関係性にあることが多い．患者自身が，感情や意見を自己主張することがうまくできずに重要他者などに責められるため，疼痛を訴えて責められることを回避している

状態にある．そのため，臨床心理士による対人技能練習などが必要になる．運動療法を行う場合には，認知行動療法の考えを取り入れて，運動を行うことにより患者自身の感情や思考がどのように変化したかをセルフモニタリングできるように記録してもらう．自分の行動に対する感情や思考を客観的に見られるようにして，相手に伝える練習も同時に行い，運動を継続できるようにする．

③ AC 型

AC 型の問題点は，運動方法や活動量などの管理が不十分であることである．誤った情報や思い込みなどで動いていることが多く，正しい情報や個別に合わせた運動負荷量や活動量をアドバイスして，安全に運動を継続するようにする．

3．疼痛と関連要素の評価

疼痛と関連要素の評価には次に示す自己記入式の尺度を用いている．すなわち，① 痛みの強さの評価には，簡易痛みの質問票(brief pain inventory；BPI)[10]を，② 痛みの心理社会的因子の評価には，破局的思考尺度(pain catastrophizing scale；PCS)[11]，疼痛生活障害評価尺度(pain disability assessment scale；PDAS)[12]，身体的疾患を有する患者の精神症状(抑うつと不安)の測定するための質問票(hospital anxiety and depression scale；HADS)[13]，および痛み自己効力感質問票(pain self-efficacy questionnaire；PSEQ)[14]を，そして③ 痛みによる QOL の評価には，EQ-5D[15]を用いている．

4．身体機能評価

身体機能の評価には，① 柔軟性の評価として指床間距離，② 筋持久力の評価として30秒立ち上がり試験，③ 歩行の評価として2ステップテストおよび，④ 体力の評価として6分間歩行を用いた．

5．統計学的検討

プログラム施行前後での痛みの関連要素の変化と身体機能の変化について検討した．統計学的検討には，対応のある t-検定を用いた．また，プログラム後の外来通院時にも引き続き痛みの関連要素の変化と身体機能の変化について検討するため，プログラム後3か月と6か月の時点でも評価を行った．統計学的検討には経時的変化の比較にフリードマン検定を行い，その後に多重比較検定としてウィルコクソン符号付順位検定(ボンフェローニの補正)を行った．有意水準はすべて5%とした．

1）結 果

2015 年 4 月～2019 年 3 月までに慢性疼痛センターを受診した症例は121 例で，そのうち23 症例が入院プログラムの適応となった．年齢は20～79歳，平均52.2歳であり，罹病期間は7か月～10年，平均4年2か月であった．精神医学的診断では人格障害が6 例で認められ，広汎性発達障害や注意欠如多動性障害を含めた発達障害が14 例でみられた．この数字には重複した患者も含まれており，人格障害や精神医学的な疾患を診断されなかった症例は5 例のみであった．また，プログラムを受けた運動器慢性痛患者における社会的要因は，家族問題と仕事や学校での問題が多く認められた．さらに脳評価では，脳に器質的および機能的異常が認められたのは，脳 MRI で19.0%，脳血流シンチで76.2%という結果であった．

プログラム前後で統計学的に有意な改善が認められたのは，BPI，PCS 反芻，PCS 拡大視，PCS 無力感，PDAS，HADS 不安，HADS 抑うつ，PSEQ，EQ-5D，30秒立ち上がりテスト(筋持久力)，2 ステップテスト(歩行能力)であった(**表3, 4**)．指床間距離(柔軟性)と6分間歩行(体力)では統計学的に有意な改善はみられなかった(**表4**)．

現時点で，プログラム前から6か月後まで経過観察できたのは8症例であった．多重比較検定で，統計学的に有意差が認められたのは，PCS 反芻は入院時-退院3か月後と入院時-退院6か月後で，PCS 無力感は入院時-退院3か月後と入院時-退院6か月後で，PDAS は入院時-退院6か月後で，HADS 不安は入院前-6か月後で，PSEQ は入院時-退院時と入院時-退院3か月後および入院時-退院6か月後で，指床間距離(柔軟性)は入院時-退院3か月後と入院時-退院6か月後で，30秒立ち

表3. 痛みと関連要素の変化

	プログラム前	プログラム後	P（対応のあるt検定）
BPI	24.5±2.2	20.0±1.9	0.0001
PCS（反芻）	15.1±1.1	12.7±1.1	0.004
PCS（拡大視）	6.3±0.9	4.4±0.8	0.001
PCS（無力感）	11.5±1.2	7.5±1.2	0.0001
PDAS	29.4±2.6	18.8±2.6	0.001
HADS（不安）	8.7±1.0	6.2±0.8	0.0001
HADS（抑うつ）	9.8±1.0	6.5±0.9	0.001
PSEQ	22.1±2.5	33.2±2.9	0.0001
EQ-5D	0.533±0.03	0.641±0.04	0.009

平均±標準誤差

表4. 身体機能の変化

	プログラム前	プログラム後	P（対応のあるt検定）
指床間距離（cm）（柔軟性）	15.8±3.56	8.1±3.07	0.005
30秒立ち上がりテスト（筋持久力）	14.0±1.7	18.9±2.0	0.0001
2ステップテスト（歩行能力）	1.3±0.06	1.4±0.05	0.01
6分間歩行テスト（体力）	418.2±28.6	477.1±30.0	0.24

平均±標準誤差

上がりテスト（筋持久力）は入院時−退院6か月後で，入院時より改善していた（図1）.

2）考 察

運動器慢性痛では，筋の萎縮や変性，結合組織の短縮，骨量減少や骨粗鬆症など運動器全体の器質的変化と心理社会的な因子が複合的に関与している．運動器慢性痛の最大の特徴は，動かすと痛みが出現するので安静にしようとする傾向に陥りやすく，運動器の廃用を惹起することである．体を動かすと痛みが生じるのではないかという恐怖感が強く出てしまい，痛みのある局所あるいは全身を動かそうとしない「運動恐怖症（kinesiophobia）」という状態に陥ることもある．廃用に陥った体を動かすと痛みが増強するため，動かすことへの不安がさらに増強し，これに対する回避行動や過剰な警戒心が生じる．この状態は「恐怖回避モデル（fear-avoidance model）」[16]で説明することができる．このような負の連鎖から脱却するために行う運動療法の目標は，柔軟性や体力の向上，健康増進であり，これにより日常生活の質の向上や必要な身体能力を取り戻すことである．運動療法の効果は，単独でも効果が期待できるが，認知行動療法などと組み合わせて行うことでさらなる効果が期待できる．

6. 集学的リハビリテーションにおける運動療法

運動器慢性痛に対する運動療法は，患者個別にデザインされたプログラム，セラピストによる指導・管理下で実施する運動，ホームエクササイズの実施，および計20時間以上の実施などが有効とされている[17]．運動療法では運動による鎮痛効果（exercise-induced hypoalgesia；EIH）[18]が認められる．しかし，EIHは20分以上の運動を週に2〜3回，3週間行うなど長期間継続可能な運動により効果が出ると報告されているため，一度きりの運動（acute exercise）ではなく定期的な運動（regular exercise）となるよう習慣化させる必要がある[19]．

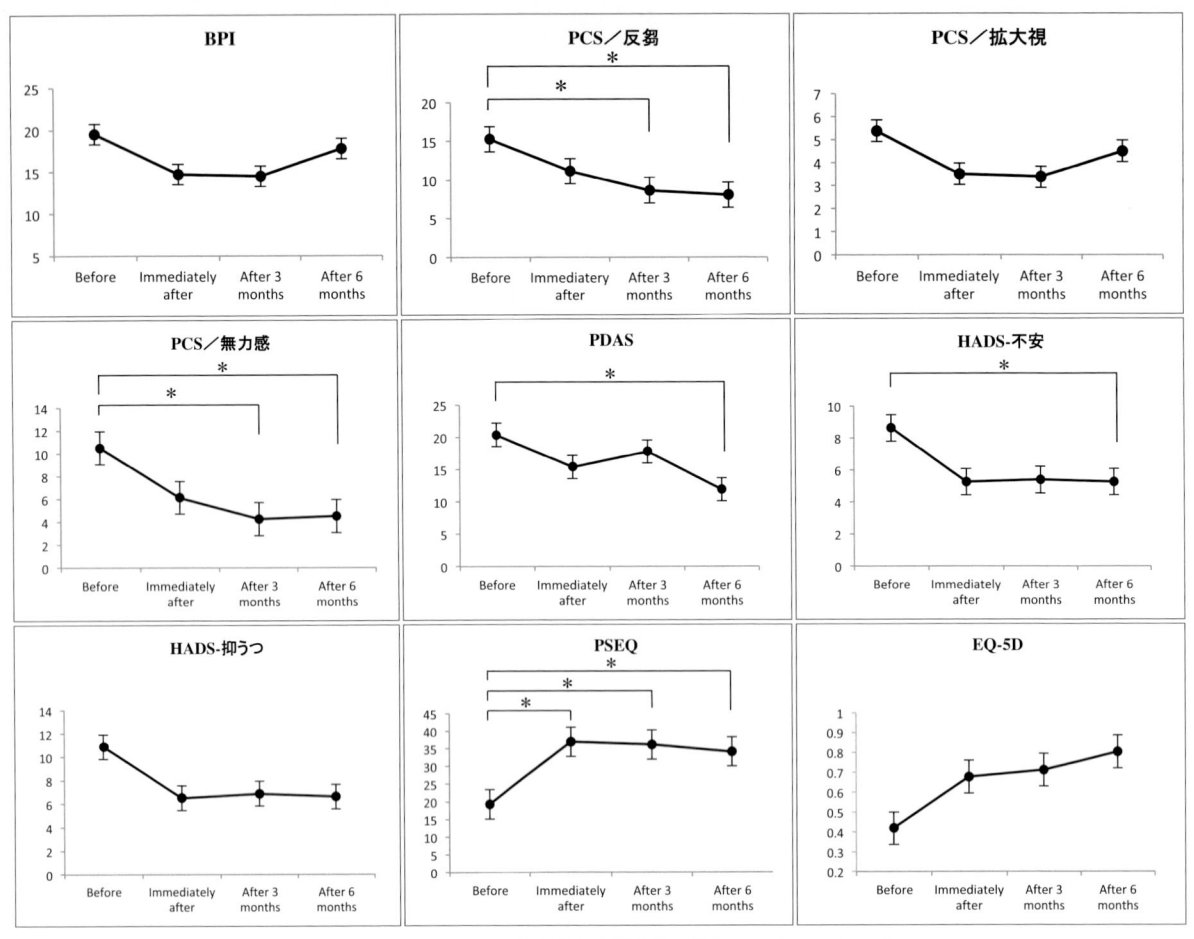

a：疼痛と関連要素の変化　　（＊p＜0.05）

図1.

当院では MPI で運動の妨げとなる要因を分析し，サブタイプ別に継続可能な運動の方法を提示している．さらに，運動を習慣化させるために慢性痛患者自らがホームエクササイズの記録を行い，医療者が支持的に対応することで自己効力感を高めていける環境を作っている．運動器慢性痛に対する集学的痛み治療の中で，理学療法士も心理社会面を考慮しつつ，運動療法を行動学的マネジメントも含めて実施することが必要であると考えられる．

7．ペーシングとフィードバック

運動器慢性痛患者は，恐怖回避思考により廃用の状態に陥っていることが多く，過度な運動は疼痛の増悪に繋がることがある[20]．そのため，導入時には慎重に運動量を設定しなければならない．星総合病院では，有酸素運動としてのウォーキング[21]を推奨し，歩数を記録してもらうことで治療者が患者にフィードバックし，患者も疼痛に対する自己管理がしやすくなるように指導している．歩数をコントロールすることで過活動や不活動を評価することができ，歩数制限を設けることで運動開始時の疼痛増悪を予防している．その予防ツールとして，星総合病院では腕時計型活動量計を使用している．この活動量計を用いて，活動量と疼痛の関係性を運動器慢性痛患者が認識できるように指導し，患者が自身の行動をモニタリングし活動量をマネジメントできるように促していく．運動療法を開始する際，行動変容ステージで考えると理解しやすいため，フィードバックしながら運動器慢性痛患者の行動変容を補助し，さらに運動を継続できるように指導することが重要である．

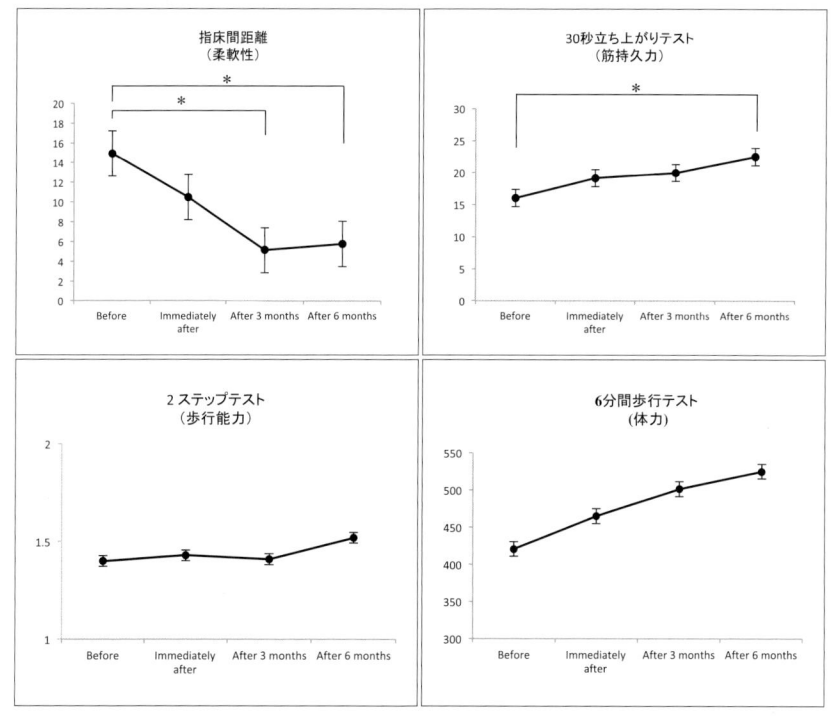

b：身体機能の変化 （＊p＜0.05）

図1. つづき

8．集学的リハビリテーションにおける認知行動療法

入院プログラムでは認知行動療法に基づいた集学的リハビリテーションが必要である．そのため，痛み感覚と同じくらい痛みの認知や情動の関与を重要視している[22]．疼痛管理における認知行動療法の本質は，偶然に起こる外部環境からのストレスなどの問題を認知と行動の側面から自己改善するための考え方や方法を身に付けることで，オペラント条件付け[23]のような行動療法や，社会スキル学習といった行動の変容を引き起こすことにある．そのため星総合病院では，心理疼痛面接時にMPI[9]を用いて，DYS型，ID型およびAC型のそれぞれのサブグループに分類し，各々の特徴に応じて疼痛に対するセルフマネジメントが行えるように指導している．DYS型にはオペラント行動療法が有効とされており，目標の行動が達成されれば賞賛することや報酬を設けるようにする．ID型には重要他者からの援助の少なさに問題があるため，重要他者にも慢性痛という概念を理解してもらい，患者に対する接し方を理解し行動に移してもらう．そして，AC型には状況に適応することが困難なため，運動を通して活動量のペース配分を理解してもらうことにしている．この評価と治療は本人のみならず重要他者(家族)の存在が必要であるため，一緒に教育・指導しながら進めている．いずれにしても，学習のゴールは受動性，依存，外部環境によるコントロールからの脱却とセルフマネジメントである．たとえ痛みが完全に消失しなかったとしても痛みが許容でき，QOLを上げることを治療目標としている．

おわりに

福島県立医科大学附属病院のリエゾン診療と，星総合病院慢性疼痛センターの入院型集学的痛み治療におけるリハビリテーション診療の実際とその意義につき報告した．

倫　理

本研究は，福島県立医科大学および星総合病院にて倫理審査を受け，承認されている(福島県立医科大学承認番号2429，星総合病院承認番号27-3)．利益相反はない．

文 献

1) Kamper SJ, et al：Multidisciplinary biopsychosocial rehabilitation for chronic low back pain：Cochrane systematic review and meta-analysis. *BMJ*, **350**：h444, 2015. doi：10.1136/bmj.h444.

2) 二階堂琢也ほか：生物心理社会モデルに基づいた痛みに対する科学的アプローチ：慢性腰痛に対するリエゾンアプローチ．日本運動器疼痛学会誌, **8**：192-198, 2016.

3) Takahashi N, et al：Diagnostic value of the lumbar extension-loading test in patients with lumbar spinal stenosis：a cross-sectional study. *BMC Musculoskel Dis*, **15**：259, 2014.

4) 佐藤勝彦ほか：脊椎・脊髄疾患に対するリエゾン精神医学的のアプローチ（第2報）—整形外科患者に対する精神医学的問題評価のための簡易質問票（BS-POP）の作成—．臨整外, **35**：843-852, 2000.

5) Hathaway SR, McKinley JC：Minnesota Multiphasic Personality Inventory manual for administration and scoring. University of Minnesota Press, 1983.

6) Hayden JA, et al：Systematic review. Exercise therapy to Nonspecfic Low Back Pain. *Annals Internal Medicine*, **142**：765-775, 2005.

7) 岩崎　稔ほか：日本人にあったチーム医療，集学的治療 理学療法士の立場から 慢性痛に対する運動療法の自己管理法．日運動器疼痛研会誌, 2019(in press).

8) Kroll H：Exercise therapy for chronic pain. *Phys Med Rehabil Clinics N Am*, **26**：263-281, 2015.

9) Kerns RD, et al：The West Haven-Yale Multidimensional Pain Inventory（WHYMPI）．*Pain*, **23**：345-356, 1985.

10) Ceeland CS, Ryan KM：Pain assessment：global use of Brief Pain Inventory. *Ann Acad Med Singapore*, **23**：129-138, 1994.

11) 松岡鉱史, 坂野雄二：痛みの認知面の評価：Pain Catastrophizing Scale 日本語版の作成と信頼性および妥当性の検討．*Jpn J Psychosom Med*, **47**：95-102, 2007.

12) 有村達之ほか：疼痛生活障害評価尺度の開発．行動療研, **23**：7-15, 1997.

13) Zigmond AS, Snaith RP：The hospital anxiety and depression scale. *Acta Psychiatrica Scandinavica*, **67**(6)：361-370, 1983.

14) Nicholas MK：The pain self-efficacy questionnaire：Taking pain into account. *Eur J Pain*, **11**(2)：153-163, 2007.

15) EuroQOL Group：EuroQol- a new facility for the measurement of health-related quality of life. *Health Policy*, **16**：199-208, 1990.

16) Vlaeyen JW, Linton SJ：Fear-avoidance and its consequences in chronic musculoskeletal pain：A state of the art. *Pain*, **85**(3)：317-332, 2000.

17) Polaski AM, et al：Exercise-induced hypoalgesia：A meta-analysis of exercise dosing for the treatment of chronic pain. *Plos One*, **14**(1)：e0210418, 2019.

18) Naugle KM, et al：A meta-analytic review of the Hypoalgesic effects of Exercise. *J Pain*, **13**：1139-1150, 2012.

19) Shiro Y, Matsubara T：Influence of exercise on the pain modulation system. *PAIN RESEARCH*, **32**：246-251, 2017.

20) 松原貴子：EIH について：ペインリハビリテーションの観点から．ペインクリニック, **38**：601-607, 2017.

21) 矢吹省司：非特異的腰痛の病態と治療—腰痛診療ガイドラインを踏まえて—運動療法．整・災外, **56**(12)：1481-1486, 2013.

22) Turk DC, Flor H：Chronic pain：a biobehavioral perspective. In：Gatchel RJ, Turk DC, editors. Psychosocial factors in pain：crinical perspectives, pp. 18-34, Guilford Press, 1999.

23) 笠原　諭：臨床に役立つ Q & A 慢性疼痛は心の病気って本当？ *Geriatric Medicine*, **53**(9)：997-100, 2015.

第 9 回日本リハビリテーション 栄養学会学術集会

会　　期：2019 年 11 月 23 日（土）
会　　場：アクロス福岡
大会長：西岡心大（長崎リハビリテーション病院　人材開
　　　　　発部副部長・栄養管理室室長）
Ｈ　Ｐ：https://jarnfukuoka1123.wixsite.com/home
お問い合わせ先：
　　　学術事務局
　　　〒 869-1106　熊本県菊池郡菊陽町曲手 760
　　　熊本リハビリテーション病院（担当　嶋津さゆり）
　　　TEL/FAX 096-232-5435（栄養管理部直通）

第 23 回超音波骨折治療研究会

会　　期：2020 年（令和 2 年）1 月 18 日（土）
　　　　　13：00〜17：30（予定）
会　　場：品川インターシティホール
　　　　　〒 108-0075　東京都港区港南 2-15-4
　　　　　TEL：03-3474-0461
会　　長：澤口　毅（富山市立富山市民病院　副院長）
テーマ：「LIPUS の骨切り術への応用」
教育研修講演：（日本整形外科学会専門医資格継続単位
　　　　　を申請予定）
　①演題：骨折治療における LIPUS の適切な治療法
　　講師：松村福広先生（自治医科大学整形外科　講師）
　②演題：人口ピラミッド変動時代における低出力超音
　　　　　波パルス療法
　　講師：神宮司誠也先生（九州労災病院　副院長）
一般演題募集：9 月 2 日（月）〜10 月 4 日（金）
　　　　　「LIPUS の骨切り術への応用」を主題とし，そ
　　　　　の他 LIPUS に関する基礎研究・臨床研究を一
　　　　　般演題として募集致します．
　　　　　応募にはホームページよりフォーマットをダウ
　　　　　ンロードの上，所定のメール連絡先へお送りく
　　　　　ださい．
　　　　＊）了解の得られた英文抄録を Journal of Or-
　　　　　thopaedic Trauma 誌に掲載予定です．
超音波骨折治療研究会ホームページ：
　　　　　URL：http://lipus.jp/
参加費：（当日受付のみ）¥2,000
教育研修講演受講料：1 単位 ¥1,000　2 単位 ¥2,000
お問合せ先：超音波骨折治療研究会運営事務局
　　　　　〒 612-8082　京都市伏見区両替町 2-348-302
　　　　　（アカデミック・スクエア（株）内）
　　　　　TEL：075-468-8772　FAX：075-468-8773
　　　　　E-MAIL：lipus@ac-square.co.jp

FAX による注文・住所変更届け

改定：2015 年 1 月

　毎度ご購読いただきましてありがとうございます.

　読者の皆様方に小社の本をより確実にお届けさせていただくために，FAX でのご注文・住所変更届けを受けつけております. この機会に是非ご利用ください.

◇ご利用方法

　FAX 専用注文書・住所変更届けは，そのまま切り離して FAX 用紙としてご利用ください. また，注文の場合手続き終了後，ご購入商品と郵便振替用紙を同封してお送りいたします. **代金が 5,000 円をこえる場合，代金引換便とさせて頂きます.** その他，申し込み・変更届けの方法は電話，郵便はがきも同様です.

◇代金引換について

　本の代金が 5,000 円をこえる場合，代金引換とさせて頂きます. 配達員が商品をお届けした際に，現金またはクレジットカード・デビットカードにて代金を配達員にお支払い下さい(本の代金＋消費税＋送料). （※年間定期購読と同時に 5,000 円をこえるご注文を頂いた場合は代金引換とはなりません. 郵便振替用紙を同封して発送いたします. 代金後払いという形になります. 送料は定期購読を含むご注文の場合は頂きません)

◇年間定期購読のお申し込みについて

　年間定期購読は，1 年分を前金で頂いておりますため，代金引換とはなりません. 郵便振替用紙を本と同封または別送いたします. 送料無料，また何月号からでもお申込み頂けます.

　毎年末，次年度定期購読のご案内をお送りいたしますので，定期購読更新のお手間が非常に少なく済みます.

◇住所変更届けについて

　年間購読をお申し込みされております方は，その期間中お届け先が変更します際，必ずご連絡下さいますようよろしくお願い致します.

◇取消，変更について

　取消，変更につきましては，お早めに FAX，お電話でお知らせ下さい.

　返品は，原則として受けつけておりませんが，返品の場合の郵送料はお客様負担とさせていただきます. その際は必ず小社へご連絡ください.

◇ご送本について

　ご送本につきましては，ご注文がありましてから約 1 週間前後とみていただきたいと思います. お急ぎの方は，ご注文の際にその旨をご記入ください. 至急送らせていただきます. 2〜3 日でお手元に届くように手配いたします.

◇個人情報の利用目的

　お客様から収集させていただいた個人情報，ご注文情報は本サービスを提供する目的(本の発送，ご注文内容の確認，問い合わせに対しての回答等)以外には利用することはございません.

　その他，ご不明な点は小社までご連絡ください.

株式会社　全日本病院出版会　〒113-0033 東京都文京区本郷 3-16-4-7 F
電話 03(5689)5989　FAX03(5689)8030　郵便振替口座 00160-9-58753

FAX 専用注文書

ご購入される書籍・雑誌名に○印と冊数をご記入ください

○	書 籍 名	定価	冊数
	読めばわかる！臨床不眠治療—睡眠専門医が伝授する不眠の知識— 新刊	¥3,300	
	骨折治療基本手技アトラス—押さえておきたい 10 のプロジェクト— 新刊	¥16,500	
	グラフィック リンパ浮腫診断—医療・看護の現場で役立つケーススタディ— 新刊	¥7,480	
	足育学　外来でみるフットケア・フットヘルスウェア 新刊	¥7,700	
	四季を楽しむビジュアル嚥下食レシピ 新刊	¥3,960	
	病院と在宅をつなぐ 脳神経内科の摂食嚥下障害—病態理解と専門職の視点—	¥4,950	
	ゼロからはじめる！ Knee Osteotomy アップデート	¥12,100	
	ここからスタート！睡眠医療を知る—睡眠認定医の考え方—	¥4,950	
	髄内釘による骨接合術—全テクニック公開, 初心者からエキスパートまで—	¥11,000	
	カラーアトラス　爪の診療実践ガイド	¥7,920	
	睡眠からみた認知症診療ハンドブック—早期診断と多角的治療アプローチ—	¥3,850	
	肘実践講座　よくわかる野球肘　肘の内側部障害—病態と対応—	¥9,350	
	医療・看護・介護で役立つ嚥下治療エッセンスノート	¥3,630	
	こどものスポーツ外来—親もナットク！このケア・この説明—	¥7,040	
	野球ヒジ診療ハンドブック—肘の診断から治療, 検診まで—	¥3,960	
	見逃さない！骨・軟部腫瘍外科画像アトラス	¥6,600	
	パフォーマンス UP！　運動連鎖から考える投球障害	¥4,290	
	医療・看護・介護のための睡眠検定ハンドブック	¥3,300	
	肘実践講座 よくわかる野球肘　離断性骨軟骨炎	¥8,250	
	これでわかる！スポーツ損傷超音波診断 肩・肘＋α	¥5,060	
	達人が教える外傷骨折治療	¥8,800	
	ここが聞きたい！スポーツ診療 Q & A	¥6,050	
	見開きナットク！フットケア実践 Q & A	¥6,050	
	高次脳機能を鍛える	¥3,080	
	最新　義肢装具ハンドブック	¥7,700	
	訪問で行う 摂食・嚥下リハビリテーションのチームアプローチ	¥4,180	

バックナンバー申込（※ 特集タイトルはバックナンバー 一覧をご参照ください）

❀メディカルリハビリテーション(No)

No_____　　No_____　　No_____　　No_____　　No_____

No_____　　No_____　　No_____　　No_____　　No_____

❀オルソペディクス(Vol/No)

Vol/No_____　Vol/No_____　Vol/No_____　Vol/No_____　Vol/No_____

年間定期購読申込

❀メディカルリハビリテーション　　　　　No.　　　　　から

❀オルソペディクス　　　　　Vol.　　No.　　から

TEL：	（　　　）	FAX：	（　　　）

ご 住 所	〒		
フリガナ			診療
お 名 前		要捺印	科目

FAX 03-5689-8030 全日本病院出版会行

年　　月　　日

住 所 変 更 届 け

お名前	フリガナ	
お客様番号		毎回お送りしています封筒のお名前の右上に印字されております8ケタの番号をご記入下さい。
新お届け先	〒　　　　　都道 　　　　　　府県	
新電話番号	（　　　　　）	
変更日付	年　　月　　日より	月号より
旧お届け先	〒	

※ 年間購読を注文されております雑誌・書籍名に✓を付けて下さい。
- ☐ Monthly Book Orthopaedics （月刊誌）
- ☐ Monthly Book Derma. （月刊誌）
- ☐ 整形外科最小侵襲手術ジャーナル （季刊誌）
- ☐ Monthly Book Medical Rehabilitation （月刊誌）
- ☐ Monthly Book ENTONI （月刊誌）
- ☐ PEPARS （月刊誌）
- ☐ Monthly Book OCULISTA （月刊誌）

FAX 03-5689-8030

全日本病院出版会行

Monthly Book Medical Rehabilitation
バックナンバー在庫

2020 年　年間購読のご案内
年間購読料　40,150 円（消費税込）
年間 13 冊発行
（通常号 11 冊・増大号 1 冊・増刊号 1 冊）
送料無料でお届けいたします！

各号の詳細は弊社ホームページでご覧いただけます.
☞www.zenniti.com/

※各号定価（本体価格 2,500 円＋税）（増刊・増大号を除く）

次号予告

神経難病を在宅でどうみるか

No. 243（2019 年 12 月号）

編集／悠輝会コーラルクリニック院長
　　　　　　　　　　　　　　石垣泰則

在宅医療の基本知識……………平原佐斗司
在宅でみる神経難病の特性と軌跡
　………………………………石垣　泰則
在宅でのリハビリテーション
　アプローチ…………………堀田富士子
神経難病の告知と支援…………杉浦　　真ほか
難病の在宅支援時の介護支援専門員
　の役割…………………………坪根　雅子
栄養管理とリハビリテーション治療
　………………………………川口美喜子
呼吸ケアとリハビリテーション治療
　…………………………………宮川　哲夫ほか
排泄管理とリハビリテーション治療
　…………………………………島﨑　亮司
コミュニケーション支援…………田村　　学ほか
神経難病患者の社会参加と
　意思決定支援…………………深江　久代ほか

Monthly Book Medical Rehabilitation　No.242

2019 年 11 月 15 日発行　（毎月 1 回 15 日発行）
定価は表紙に表示してあります．
Printed in Japan

発行者　　末　定　広　光
発行所　　株式会社　全日本病院出版会
〒 113-0033　東京都文京区本郷 3 丁目 16 番 4 号 7 階
　　　　　　電話（03）5689-5989　Fax（03）5689-8030
　　　　　　郵便振替口座 00160-9-58753

印刷・製本　三報社印刷株式会社　　　　電話（03）3637-0005
広告取扱店　㈱日本医学広告社　　　　　電話（03）5226-2791

© ZEN・NIHONBYOIN・SHUPPANKAI, 2019